田艳清　杨霏／著

修学法要

瑜伽·太极

民主与建设出版社
·北京·

© 民主与建设出版社，2019

图书在版编目（CIP）数据

瑜伽·太极修学法要 / 田艳清，杨霏著. — 北京：民主与建设出版社，2019.6
ISBN 978-7-5139-2496-2

Ⅰ.①瑜… Ⅱ.①田… ②杨… Ⅲ.①瑜伽—通俗读物②太极拳—通俗读物 Ⅳ.①R793.51-49②G852.11-49

中国版本图书馆CIP数据核字（2019）第100654号

瑜伽·太极修学法要
YUJIA TAIJI XIUXUE FAYAO

出 版 人	李声笑
著　　者	田艳清　杨　霏
责任编辑	刘　芳
封面设计	北京中尚图文化传播有限公司
出版发行	民主与建设出版社有限责任公司
电　　话	（010）59417747　59419778
社　　址	北京市海淀区西三环中路10号望海楼E座7层
邮　　编	100142
印　　刷	炫彩（天津）印刷有限责任公司
版　　次	2019年6月第1版
印　　次	2019年6月第1次印刷
开　　本	710mm×1000mm　1/16
印　　张	15
字　　数	163千字
书　　号	ISBN 978-7-5139-2496-2
定　　价	69.00元

注：如有印、装质量问题，请与出版社联系。

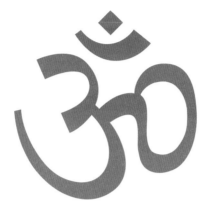

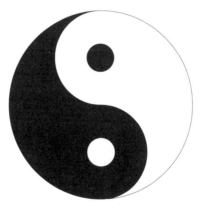

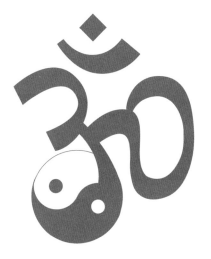

在浩瀚无垠的宇宙间，在漫长的历史长河中，人的生命是很短暂的。就算能够健康地活过百岁，也不过只是弹指一挥间罢了，人的生命，仿佛只是在电光石火间闪现出来的一束光芒。那么，我们怎么能够在这有限的时间内，真正地认识自己、认知自己、认清自己，做自己的主人，而不迷失在这纷繁的世俗中呢？这个问题是每个人都必须要面对、考虑及认真抉择的。

不论你从事的是何种工作，修习的是何种法门，钻研的是何种学问，都要确保这些内容和你的内在、生命产生密切的、互补性的联系。而不仅仅把这些当成生存手段，或标榜口号。不然的话，我们所做的一切，必定将会远离我们的初心，失去其原有的意义。

学习瑜伽及太极，以至于学习中国传统文化的目的，是为了完成对自我心灵的释放，达成对内心光明本性的回归，而不是自我束缚。如果在接受了瑜伽、太极拳的课程训练及传统文化学习后，我们反而陷入了有限的小格局中，那么你只能被称为一个狭义上的瑜伽练习者、太极修习者或传统文化追随者。因为你只在表面上浅层次地了解到了所谓的瑜伽、太极及传统文化，反而失去了此三者的内涵与精髓。同时，丧失了对自我、内心的认知。

试问一个连自我都不了解的人，又谈何学习、精进与提升呢？换而言之，学习瑜伽、太极及传统文化的目的是为了了解自我。而了解自我的目的，是为了让我们可以更加愉快地生活，更积极地面对困难，在生活中展现出无比的智慧与精彩，最终达于至道。但往往修习者们都忽略了这个问题，陷入了技艺与知识的表层，只是将瑜伽、太极单纯地作为了一种时尚运动、健身方法、技击手段，将传统文化作为了一种炫耀的资本。其实，这些都是入道的途径，是修习的起点与过程，而非是修习的终站与结果。道非在远处，只在我们的心中。通过任何一种方法，都可以深入到我们心里的"道"中去。而不仅仅是考虑瑜伽或太极该怎么练，传统文化该怎么学，以致深陷于表层状态。儒家所说的"穷理、尽性，以至于命"，便是这个意思。

一个连自己生命状态都不能调节好的人，他的技艺与学识也就难以达到精纯与深入。越早地认识到这一点，也就越早地脱离单纯地练习瑜伽、太极，学习传统文化的概念，就能越早地了解自我的生存状态、自然环境、社会环境，使自身修为有所提高与增进。

瑜伽，是印度的传统文化，其与中国的传统文化在所欲追求的真理与所欲达到的目的上，是完全相应的、同一的。印度的文化源自吠陀，而衍生出包括瑜伽在内的很多派别。中国传统文化，是源自《易经》，源自阴阳理念，继而发展出儒、释、道三家。虽然以三家为代表，却远远不止于此，还要包括我们的神话传说、历史文献、民间文化、民俗文化以及众多的艺术形式、文艺载体等。可以说，这些内容共同构成了中国传统文化这个大概念。

在这浩如烟海的文化典籍面前，人无疑是渺小的，正如《庄子·养生主》所说："吾生也有涯，而知也无涯。以有涯随无涯，殆已。已而为知者，殆而已矣。"

就知识层面而言，面对如此庞大的知识宝藏，想要在一生中将其全面了解、全面掌握，根本就是不可能的事情，好在它们在最核心的原则与道理上是不二的。故而，我们可以在文化层面上解读探究，贯彻了解，只要选择其中任何一门与自我相应或喜欢的内容，来具体地学习，深入地掌握，都可以彻悟到中印文化的核心内涵。其中，瑜伽和太极就是这众多选择中的一个。

瑜伽叫"相应"，太极叫"合一"，都是在追求人与天地，人与自然的圆融、统一。圆融统一是结果，而想要达到这结果，则是需要经过一个长期过程的，而在过程中，对原则的把握，亦是极其关键的！具体来说，原则主要体现为：一松、二通、三空。

所谓"松"，从字面上理解，就是要做到放松、不紧张。想要达到这一点，首先，是要知道自己的状态是紧张的。就人而言，从其受孕育初始时，就是受压迫的、紧张的；到落生时，由于环境的改变，从熟悉的狭小环境，一下子来到了虽然宽广，但却陌生的世界，从心态上无疑就是紧张的；长大后，因为我们要劳作、生活，要受外在环境的影响与感情的支配，故而从始至终都处于紧张状态而不自知，在这种状态下，沉闷、压抑、烦躁等不良情绪也随之而来。在这种身心俱紧的状态下，人的肌肉是收缩的，心脏跳动是加剧的，从而造成各个关节都是僵硬的。试想，在这种状态下，不论我们是生活还是工作，都是格外艰辛的，而在这种状态下，想要通过激烈运动，以出大汗的运动形式来改变身心，效果势必是短暂的且收效甚微。故而可知，只有首先认识到了自己是处于紧张状态，从内心深处去认知，身体力行地去改变这种状态，让自己放松下来，清空心灵，才是缓解压力、改善身心状态的"良药"。瑜伽与太极恰恰就是这样能够让你体味到"松"的良药。

这里的"松"不是指松懈和疲沓，而是指全身自然舒松、毫无挂碍，我们身体最协调的那种状态。人体有三大循环系统：一是心脏部位的循环；二是毛细血管的小循环；三是神经末梢里的微循环，如果我们身体处于紧张状态，它们就不会全部贯通，就会存在某些障碍。这些障碍会导致我们身体的不协调，继而形成思维上的阻碍，阻碍灵性的激发，由外自内对我们造成不良的影响，使身体和精神都会受到双重阻碍，让我们处于不健康的状态。举例来说，不论是在瑜伽课程的教学中，还是在太极课程的教学中，如果有学员出现动作不到位、姿势不标准或是劲力不贯串、气脉不通畅的情况，老师一定是要上手去辅助、调整的，而就在这调整过程中，当老师的手与学生的手臂或身体（需要辅助、调整的部位）刚刚发生接触的时候，老师就能很直观地感觉到学生的整体状态是松（放松、轻安）或是紧（僵硬、僵直）的，而学生整体状态的松或紧也就直接表现出其自身功夫水平的高与低。越是功夫水平高，越是松得下来的学生，越容易调整出最佳效果，因为在那种松活状态下，其接受老师正确信息与内在能量的程度也就越高。也就是说，在那一刻，这名学生的"触觉良能"是极其敏锐的。反之，则情况相反。这就足以证明了一个事实，即当我们自身处于不合理的僵硬、僵直状态时，我们就会缺乏控制力与理解力，除了会对身体产生出不好的影响外，还会闭塞住我们本具的"良知良能"。这也就同时说明了，为什么"灵感"总会在我们身心俱静、极其放松的时候出现，而绝不会在我们思维紧张、身体僵滞的时候出现。

　　所谓"通"，是要求以"松"为基础保障的，如果没有放松，就绝对没有贯通。而只有当人体达到"虚领顶劲、中正安舒、不偏不倚、节节贯串"后，才能体悟到"虚灵在中"的境界，在此境界下，你不用刻意去想、去做，你的血脉、经络，就都会因外在身形的安定、关节的贯串、劲力的畅通，而自然地达到疏通、舒畅。并以此为基，最有效地调动起人体八大系统的自主功能，激发人体潜能及生命原动力。直至此时，你所练习的瑜伽或太极，才真正地起到了养生、养性、养命的作用，达到内外双修的功效。

所谓"空"，非指"顽空"，亦不是指什么都不存在的死寂状态，恰恰相反，这里的空，表示的是去除自我执着的境界，因为此时，通过瑜伽与太极的修习，我们已经达到了之前所要求的"松""通"，故而，我们此时的状态应该说是完满的、健康的。但这种完满的健康状态，对我们而言也是一种障碍和束缚，如果我们止步于这种"完满"的状态中，就会与"道""天"隔离开来，死死地困缚于"小我"的概念之中，从而失去"相应"与"合一"。唯有将"小我"的概念彻底打破，不留纤毫挂碍于己身，方能完成最后的突破，达到最终极的目的。正如禅宗香严智闲禅师所谓的"去年贫，未足为贫，今年贫，始是贫，去年贫，犹有卓锥之地，今年贫，锥也无"的境界一样。这境界，才是真正的瑜伽，真正的太极。

在具有了"高高山顶立"的大境界、大视野、大理念后，要脚踏实地地回到现实中来，行"深深海底行"的功夫。瑜伽和太极虽然有着至高的追求，但欲达到此追求，还需要我们从"心"开始，从起点出发，踏实下来，通过慢慢地修行，通过不懈地精进，在逐渐完善自我的过程中逐步达到。正如《老子》所言：“合抱之木，生于毫末；九层之台，起于垒土；千里之行，始于足下。”

　　清瑜伽行功十三式及精编养生二十一式太极拳，正是这粗木之毫末，高台之垒土，同时更是适合于所有瑜伽爱好者及太极爱好者的入道阶梯。希望大家都能够通过这两套功法，在强身健体、保养身心的同时，达到松、通的要求，从而回归空的境界。

　　希望《瑜伽·太极修学法要》一书能够成为您修习瑜伽与太极的基点，并以此达到相应与合一。

杨霏　田艳清

2019 年 4 月 3 日

第一部分
瑜伽篇

清瑜伽
——清瑜伽行功十三式

第一章　清瑜伽行功十三式的简介与源流

一、清瑜伽行功十三式的简介

清瑜伽行功十三式是清瑜伽的重要组成部分，是清瑜伽训练体系的核心内容，是清瑜伽得以实现其防御目的、突出其防御特色的必要基础。清瑜伽行功十三式的主旨与清瑜伽完全相同，即在保留传统瑜伽所有有益功效的基础上，结合中华古老文明智慧，展现出瑜伽与太极的契合性，是在继承传统"奉爱"瑜伽的同时，开创出的一种具有中国文化特色，特别是太极特色的瑜伽新流派。可以说，行功十三式与防御术互为表里，共同组成了清瑜伽，共同构成了清瑜伽的训练体系。

清瑜伽一方面以行功十三式为体，做养生功夫。一方面以技法为用，主防御技术。可以说，防御术是清瑜伽的特色，行功十三式是清瑜伽的灵魂。而对于那些刚刚接触清瑜伽的瑜伽爱好者，特别是对于那些已经练习了很多年传统瑜伽的爱好者而言，一套科学合理的串联套路，一项切实有效的健身方法，一种舒畅自然的练习体验，甚至只是一个单独的、易于上手的，但内涵精深的体式动作，都远比防御技法有吸引力。因为对于他们而言，防御技法虽然是有趣的、新鲜的，可以短暂接触、尝试，但却并非是其所必需的。且大多数人练习瑜伽的初衷与目的也决然不在于防御功效上，从这个层面上来说，清瑜伽行功十三式确实要优胜于清瑜伽防御术。

其实说来，清瑜伽行功十三式即是防御术，清瑜伽防御术即是行功十三式。其两者，根本是密不可分的"一体"。现在要分开来说明、讲解，其目的就是让每位喜爱瑜伽，喜爱清瑜伽的朋友们，暂时"忘"掉，或"忽略"掉清瑜伽的特色——防御功用。因为对于清瑜伽而言，防御技法太过惊艳与抢眼，会让接触者们有一种先入为主的概念，下意识地认为清瑜伽只是一种"防身术"的变异，却恰恰忽略了清瑜伽真正的精髓，真正的灵魂！清瑜伽确实是主张"打"的瑜伽，但"打"的前提是"养"，是个人对自我、对内心的了解过程、认知过程，这过程即包括了"养生""养性"与"养心。"

清瑜伽行功十三式是一种全新的练习法，特别要说明的是，它可以让练习者（这里的"练习者"主要指练习过传统瑜伽的学员）在不违背其所习各宗派瑜伽的原理、原则的前提下，在不改变其所习各宗的运动方式的基础上，多掌握一种练习方法，多获得一份身心体验，与之前所学的内容达成一种互补。比如在清瑜伽行功十三式中，练习者会在练习过程中，体悟到阴阳的变化、大虚大实的转换，关节、肌肉的松活，劲力的贯串，眼神、意念与动作的相关性等在传统瑜伽课程中所无从体验的感受。

二、清瑜伽行功十三式的源流

因为清瑜伽行功十三式本身就是清瑜伽的一部分，故其源流便是清瑜伽。而清瑜伽之源流已在《清瑜伽防御术》一书中做了清晰的介绍。这里不再重新复赘，特摘取两段《清瑜伽防御术》的内容说明之：

（一）清瑜伽防御术创立者介绍

清瑜伽防御术从理念产生到创立实行，跟我们自身的积累与经历有着极其密切的关系。

首先，主创者田艳清，自17岁起便投身于传统瑜伽的修习与教学中，19岁时接触到奉爱瑜伽，便将此作为了毕生所追求的志向与目标，自此从未中断。经过十几年的理论学习与教学实践，在不断进步与完善的过程中，逐渐形成了自己的教学风格及理论特色。

其次，辅创者杨霏，字少云。出身于武术世家，禹廷拳法传承人。杨门在北京武术界已然屹立百余年，曾祖父杨禹廷宗师自幼遍学百家武术，弱冠之年便已名满江湖，后又专研太极拳，终身不二业，致力于武术事业八十余载，桃李满天下，最终成为一代武术宗师、太极巨擘。杨霏父亲杨鑫荣为杨禹廷老先生之长孙，禹廷拳法掌门人，自出生起便跟随爷爷生活。很小时便已在爷爷的亲身指导下学习武术、太极拳及中医正骨等，至今也已教授太极拳四十一年，其自身的太极拳技法更是已达炉火纯青之境。虽为太极隐士，但名声亦已传遍海内外。杨霏自幼便随父亲杨鑫荣先生教拳授课。从起初懵懵懂懂的跟随、玩闹，到后来的随意跟练、比画，再到后来的演练、展示、助教、讲授。至今已学练禹廷八十三式太极拳三十余年，教授十一年。更值得一提的是，其在太极拳圈子内，特别是在本门中，听了父亲无数的"劲儿"，挨了无数的"打"，可谓尽尝太极之味，深切地体悟了太极精髓。拳，不敢称精，却得门人称赞；学，难谓精进，却无一日懈怠；德，只求诚敬，与人为善。

清瑜伽防御术是我们在各自的领域内，经过了多年的沉淀与积累之后，依托于古老的瑜伽典籍，相互交流、碰撞所激发出来的产物。清瑜伽防御术并不是瑜伽与太极的相互融合，而是这两种古老智慧运动的自然契合。但不可否认的是，瑜伽是其创立之基础，太极是其拓展之来源，此二者缺一不可。

希望清瑜伽防御术能够带给所有瑜伽爱好者一种全新的瑜伽体验。给予每位练习者以安全感、实用性、快乐心和智慧。

（二）清瑜伽防御术的传承脉络及所依经典

清瑜伽防御术虽然在某些方面突破了传统的瑜伽概念，特别是在防御术的实际运用方面有其独特的拓展与创新，但究其核心内涵、根本理念与师承脉络而言，清瑜伽防御术则是传承、来源于奉爱瑜伽体系，主创者田艳清，在18岁时有幸遇到当今知名的瑜伽导师、中印文化传播者王媛老师，自此开始了瑜伽的修习，同年以"儿徒"身份跟随王媛老师共同生活、学习数年，其间协助王媛老师开办"天地心韵"瑜伽馆，并负责前期的教练培训及教案编写工作，同时带课授学。在此期间，由王媛老师引荐，更加有幸受教于奉爱系瑜伽传承人A·C·巴克悌维丹塔·斯瓦米·帕布帕德法脉传人—柏忠言先生弟子彼得先生，故而开启了对于瑜伽灵性认识及生命科学理论的认知，充分接触及理解了印度文化的核心精髓，致力于实践无私奉爱的理念与非暴力的精神。正是因为有此传承与联系，故清瑜伽防御术在其创立之初，便已确立了其核心理念为非暴力的无私奉爱。其所依之经典亦为奉爱系瑜伽著作《博伽梵歌》《博伽瓦谭》《觉悟自我的科学》等经典。

综上所述，清瑜伽防御术实为奉爱系之分支流派，其思想理念与奉爱系同宗同源，实为一贯也。

通过以上两段内容我们可以明确地看出，清瑜伽的两位创始人，不论是在太极拳的传承上，还是在传统瑜伽的传承上都是清晰的、明确的、正统的、权威的，故而可知，清瑜伽不是建立在臆想中的空中楼阁，不是空谈者口中的创新产物，而是中印这两种智慧文化与古老功夫在相互碰撞后所契合出的自然产物。

　　最后，我们明确地说明：清瑜伽的真正源流为中国的太极（杨禹廷八十三式太极拳）以及印度的瑜伽（传统奉爱瑜伽）。

清瑜伽行功十三式，简单地说，就是把传统瑜伽体位法中最基础的、最经典的十三个体式串联起来，使其形成一个连贯的有机整体，运用这种类似于武术套路的训练方法，给学习者提供一条直白、明了的学习途径。

一、什么叫行功

"行功"，其实就是精深化的套路。所谓精，即突出细节性；所谓深，即强调原则性。

二、什么叫套路

就套路本身的含义而言，套路自古以来，就是中国武术所特有的一种修学方式，就是一连串含有特别含义或功效的动作组合。但就行功而言，套路就是简易化的行功。

三、什么叫清瑜伽行功十三式

清瑜伽行功十三式即是以摩天式、直角式、双角式、幻椅式、侧角式、单腿站立伸展式、鸟王式、半月式、舞王式、竖笛式、战斗式、大三角式、树式这十三个传统瑜伽体式为基础，加之太极式、初始式、结束式（哈瑞·奎师那）以及过渡式为辅引，从而使这些各自独立的体式相互串联，形成一个连贯的有机整体，在方便练习者练习的同时还能够切实地提高练习效率，在确保手、眼、身、法、步等运动规范的过程中，配合心、神、意、念以及一举一动间的动点、动意，使十三式连贯如一，并在整个运动的过程中，始终以松柔贯串为原则，中正安舒为标准，时刻保持自身经脉、气息和关节、劲力的双重顺畅，以阴阳相济为前提，来完成整体动作的虚实转换。可以说，练习清瑜伽行功十三式的过程，就是紧抓重点，注重细节的过程，是在练习中体悟原则的过程，从而能够行之有效，按次第地达到"招熟""懂劲""阶级神明"的三重境界。

清瑜伽行功十三式因其"精"，故而可为入道之技、达道之术、得道之法。因其"深"，故而艺无止境！

一、简易性

所谓简易性，就是简单好学，易上手。因其所选取的十三个瑜伽体式都是极经典的简单体式，并且都是站立式，所以练习清瑜伽行功十三式，对于场地没有特别的要求，不论是在室内，还是在户外，都可以顺利进行，且在练习的过程中不用铺设瑜伽垫，或准备其他的辅助工具，最大程度地降低了练习瑜伽的门槛，是一种可随时随地练习瑜伽的好方法。在解除了空间上的限制外，在时间上，亦是如此，演练一遍完整行功十三式，也不过十几分钟的样子，在掌握了基本原则和熟悉了动作过程后，随意抽个时间便可以自主地完成一次轻松有效的瑜伽练习。

二、不易性

不易性，分两方面说，一方面是"难"练；另一方面想要说明的是清瑜伽的（包括行功十三式及防御术）"原则性"。不论你是初学者，还是精通者，清瑜伽行功十三式所要求的原则是"亘古不变"的。

清瑜伽行功十三式的难点在于细节，一举动，一投足，甚至只是身体某处的一个极微小的变化，都要保证动点、动意的精准，方向的准确，手、眼、身、法、步的配合到位，形、神、意、念的整合如一，包括各关节间的节节贯串等。但"难"也正是它能够做"精"、做"深"、做"新"的关键所在。而正是因为精、深、新，清瑜伽行功十三式超越套路，而成为一种功夫，功夫的境界，不正是"一层深一层，层层妙无穷"的境界吗？

三、变易性

所谓变易性，即针对性，是指在清瑜伽十三式的教学过程中，清瑜伽行功十三式在不改变其自身动作套路，不失核心原则的前提下，会针对每位学员不同的身体情况与独特气质，根据不同学员的自身条件与相应需求，在行功过程中、身体距离上、体位把控上、行功细节上做出相应的、适当的合理调整，根据实际情况因材施教，因人施导，让每个人都能够拥有一套专属于自己的套路。所以，我们可以这么说，清瑜伽行功的练习原则只有一个，不可有丝毫离谬。但在练习过程中，其所体现出的味道，却是人人不同，各有差异的。

四、内倾性

不论是中国文化还是印度文化，都是一种内倾文化，都是对自身，对内在的一种寻找与回归，都是对真理与至善的认同与契合。印度的瑜伽与中国的太极可以说都是对"道"的精神的体现，修炼过程讲究"身心俱炼"，它们所崇尚的运动原则与主推的运动技术主要以内外的整体和谐为特点，以为"道"为"一"为终极，注重"内外合一，身心相契"。与西方文化和西方的体育运动相比则更突出了"内在"要求，即内倾性。所谓的"内"，是指运动的目的与其欲达到的效果是对自己而言的，是以完善自身为核心内容的，并非是与他人"抗争"的，在这种指导思想下，东方人的运动目的是更加单一的、纯粹的，只是为了完成自我的修行，在这个过程中，唯一的敌人是自己，最终通过自我的完善而达到"不争而天下莫能与之争"的结果。这种源自东方文化的内倾性继而自然会表现出重内、重意、重合、重直觉的文化心态，可谓"不离日用常行内，直到先天未画前"，既是最实际的，也是最理想的状态。在整个练习过程中，不论是瑜伽，还是太极拳，都强调要有"反求诸己"的体悟，在踏实中行精进法，从反复实践中领悟精髓。瑜伽是以体位配合呼吸，自净其意，从内而外的完善小我与大我相应的修习过程，而太极拳的手、眼、身、法、步，要求每一招、每一式的动点动意都要细致到位，自顺其气。此两者都认为形体动势是内在精、气、神的反映，形与神，内与外是相互联系的统一整体。这种东方文化内倾性特点的形成主要是受传统的"天人合一"的哲学思想的影响，中国文化与印度文化在此处无疑又一次地达成了默契，而他们的不同之处，无非只是中国称"天"，印度称"奎师那"罢了。

故此，可以说，瑜伽的套路化是一种自然的，非刻意的行为，是中印两种古老文化在当今相融、相济后的一种必然趋势，但这种融合一定要符合其本具的内倾性，不能只是做一种简单的表面功夫，只是将瑜伽与太极拳的动作相互地穿插结合，在动作的层面上达成一致，这种所谓的融合及创新显然是有失初心的，是会失掉两种文化的精髓的。

清瑜伽十三式，之所以称其为行功，而不称套路，就是因为清瑜伽十三式所着重体现出来的正是瑜伽与太极两者内在的契合性，是对这种内倾性的充分表达，此时的境界是不二的。在这个层面上而言，我们没有创新瑜伽，没有创造新套路，更没有去人为地融合瑜伽与太极，我们所做的，只是通过清瑜伽行功十三式展现出了瑜伽与太极的共同性，共通性，力求让更多的人因瑜伽，因太极而受益，而快乐！

五、双修性与拓展性

《易经——系辞上》:"一阴一阳之谓道,继之者善也,成之者性也。"清瑜伽充分地体现了这种阴阳相济的境界,是体用相应的整体性训练。"有技无功无以精,有功无技难以彰",行功十三式是功夫,是体,是保障技法得以有效应用的前提与基础。而防御术则是技法,是用,是对本体功能性的充分展现与表达。此两者,同出而异名,同谓之玄,而理为一贯。

瑜伽与太极本身就都是提倡双修的法门,这种双修,不只体现在内外、表里、阴阳、动静等处,同时也应体现在"体用"上,不如此,难以"懂劲",不"懂劲",便难"阶级神明",每日精修,却离道日远,最终难脱"掘井不及泉"之叹耳。

而清瑜伽的训练则正是注重体用互补的,在完全掌握了清瑜伽行功十三式的功夫、原则后,在我们拥有了强健的身心后,我们会很自然地进入下一阶段,将身体内的潜能再度开发,激发出无限的可能性,利用智慧,发挥技巧,在永不争执的状态下达到顺畅、自然的防御功效,在养生健身的基础上拓展出防御性,此处虽言为拓展,却实无可拓,因为这种潜在的瑜伽防御功效从起始时,就已深植于行功十三式中。

六、阴阳相济 动静相间性

清瑜伽行功十三式的运动过程,是静中有动、动中有静的运动过程;是阴与阳、动与静这两种矛盾体彼此间相互作用性、相互融合性的体现。就十三式而言,我们所欲首先达到、继而超越的是那种在静中体悟到动态，在运动中体悟到定静的境界。这境界，可以用"静止的流水"和"澎湃的海洋"来表达说明。

所谓"静止的流水"，就是"静中有动"的境界。就好似在无风时，平静的水面犹如静止一般，但在水面之下，则是暗流涌动，无一刻止息。就行功过程中的定式而言，每一式都要求以"松"为标准，对肢体也有随曲就伸、曲中求直的要求，就是在完成行功定式时，肢体要成自然状态，不屈曲，也不强直，周身关节肌肉除其主导支撑，维系平衡的部分要处于适当紧张的状态外，其余的关节、肌肉以及凡能够舒松或应当舒松的部分，都必须做到自然松开。我们之所以要求"松"的目的，是让肢体便于做到柔、圆、缓、匀，节节贯串等要求，以保证运动时的灵活、轻松。同时对内的要求是腰腹松静、尾闾中正、重心安定。只有在符合以上要求后，才能便于用意识引导动作，在完成看似不动的定式时，真正达到周身关节的连贯整合，各脏器的相互补益，增强各血脉的运行畅通，及自然地调整气息，使其均匀、沉缓。

所谓"澎湃的海洋"，就是"动中有静"的境界。就好似在狂风暴起时，海面上波涛汹涌、巨浪滔天，但在深沉的海面之下，则是极平静、极稳定的状态，丝毫不受任何外在因素的影响，其本身的平静不会被扰乱。就行功过程中的动式而言，整体行功过程要求"定"与"稳"。"定"是指时时保持"虚领顶劲、节节贯串、不偏不倚、中正安舒"等原则而不舍离、不违背；"稳"指的是在完成动作过程中，周身上下无一处有妄动，即多余的，不符合人体运动规律及破坏人体自身协调性、整体性的动作。在坚守原则的基础上周身举动都表现得轻灵奇巧，无一丝毫妄动的状态下，即是我们所说的在运动中求静止的过程。这里所指的静止，并非是动作的停滞不前，而是指心态的平稳，意念的清静，原则的体现，及动作的干净。

清瑜伽行功十三式，是阴阳相济、动静相间的运动。它能够在每一次的行功过程中，让你切身地感受到"静止的流水"与"澎湃的海洋"的双重境界。而当我们能够将此二者完美地融合为"一"时，才是清瑜伽行功所追求的最高境界。此时，才完成了对自我的本性回归，真正地超越了阴与阳、动与静的相生对立性，从而达到道家的"合一"，瑜伽的"相应"。因为此时，人与自然已是"一"，已是"不二"的完满状态。

第一节　八方线与清瑜伽行功十三式

一代宗师，著名武术家、太极拳专家杨禹廷先生在1961年出版了《太极拳动作解说（讲义）》一书，其在著作中科学系统地详述了太极拳的动作要领与规范，首次提出并运用了重心虚实八方线（圆周度数）的概念来配合太极拳各式动作的手、眼、身、法、步及神、形、意、气、念，给予了练习者明确的、科学的圆周度数，并以此来规范动作，让所有练习者都有一个标准可依，有一个标准能依，使得众多爱好者、初学者在习拳之初便能够找到一个既简单又有效的学习方法。同时使得专业者、教授者得到一个研究与教学的统一规范，避免了在教、练过程中所出现的"百人百拳，百拳百样"（因丧失原则性而产生出的差异）的问题。

杨禹廷八十三式太极拳中所提出的八方线的概念和太极拳基本的手法、步法，可以成为一切实用防御术及行功套路练习的基础与根本，能够让修习者在平常练习与后期实用的过程中得到清晰明确的指导与依据，方便修习者修习与使用，更因笔者之家学渊源，故而将杨禹廷八十三式太极拳中的八方线概念与基本手法、步法配合融入于清瑜伽行功十三式中，以致达到最佳之教、修、学、练之效。

清瑜伽行功十三式，顾名思义，自然由十三个体式构成，而与之暗中相应的则为"十三势"，即十三种态势，亦是所谓的八门（八方，四正，四隅）、五步（前、后、左、右、中），老的拳谱中也有用八卦，即乾、坎、艮、震、巽、离、坤、兑来代表八方的。

不论是瑜伽还是太极拳，其被创造之基本目的不外是健体与致用。

十三势的制定，可以说是一种十分科学的，可用于教学或修学的基本项目。

八门五步的十三势，首先假定人处在中央位置，而后以此为基点，去考虑如何才能更好地利用空间，以应付四周的一切，故而可称其为布局周密，照顾全面的最好方法。同时，又因为其是在松柔的原则下，用圆形的运动作为运动基础的，所以其本身就是一种良好的练体调气的功夫，更能够与舒缓、流畅、开展的瑜伽体位法相结合，形成一套特有的、具有中国文化特色的瑜伽体式练习法，进而显现出瑜伽与太极这两种大智慧的契合性。

第二节　八方线和圆周度数

一、八方线的概念（如图 1.4.1）

八方线，如图 1.4.1 所示，是假定人在中央面南站立而画的。东、南、西、北（实线）为四正方向；东北、东南、西南、西北（虚线）为四隅方向。

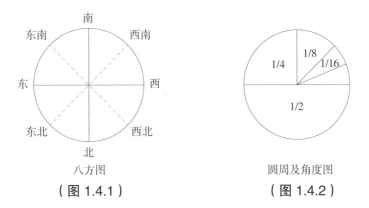

八方图

（图 1.4.1）

圆周及角度图

（图 1.4.2）

二、八方线的圆周定数（如图 1.4.2）

借鉴杨禹廷八十三式太极拳讲义，本书亦用几分之几的字样来代替圆周度数。分数和度数的对照如下：

一周＝ 360 度

1/2 ＝ 180 度

1/4 ＝ 90 度

1/8 ＝ 45 度

1/16 ＝ 22.5 度

第三节　基本步法

一、由两脚的距离、角度所分的步法

（一）由两脚的距离所分的步法

1. 正步：左右两脚脚尖向着同一个方向，一前一后，前脚脚跟和后脚脚尖的前后距离为一脚长，左右距离为一脚宽。

2. 隅步：左右两脚脚尖向着同一个方向，一前一后，前脚脚跟和后脚脚尖的前后距离为半脚长，左右距离为一脚半宽。

（二）按八方线测定正、隅步的度数

1. 正步：前脚脚尖或脚跟，和后脚脚尖或脚跟，站在其面向四正方向（东、南、西、北）约 30 度的同一斜线上。

2. 隅步：前后脚的两脚尖或两脚跟站在同一隅线上约 45 度。

二、由姿势所分的步法

1. 自然步：两脚并列，脚尖相齐，两脚中间距离约为一个立脚，两脚外缘之间距离约等于本人的胯宽。

2. 平行步：两脚并列，脚尖相齐，两脚外缘之间距离约为本人肩宽。

3. 弓步：重心在前脚，弓膝（膝盖与脚尖上下对正，膝左右侧亦与足大指、足小指对正，勿向前闪或左右歪斜）；后腿弯舒直，后脚跟要蹬直，后脚掌全部虚着地（正、隅步皆如此）。

4. 坐步：后腿弯曲，身体后坐，尾闾对正后脚跟，重心在后脚；前腿舒直，前脚脚跟虚着地，脚尖上翘。

5. 骑马步（又称马裆步）：两脚并列分开，两脚尖微向外斜（小丁八步），中间距离约为两脚长，两腿弯曲，身在两脚之正中蹲坐，重心平均在两脚。

6. 虚丁步：右脚横置，右腿直立；左脚尖虚着地，左脚跟靠于右脚里侧，左腿膝部微屈，形如丁字形。

7. 拗步：弓左膝，左掌前按，或弓右膝，左掌前按，皆为拗步。

8. 顺步：弓左膝，左掌前按，或弓右膝，右掌前按，比为顺步。

9. 一字步：两脚一前一后（弓步或坐步），前脚里侧与后脚里侧在一条直线上。

10. 倒八字步：两脚左右分开，一虚一实，两脚脚尖斜相对，两脚脚跟微向外开，如倒八字形。

11. 仆步：两脚脚尖均向前方，平行分开，两脚中间距离约为两脚长（与骑马步同），右腿弓膝，身向右腿下坐，腰须竖直，左腿舒直，左脚脚掌全部虚着地，重心在右脚。

第四节　基本手法

借鉴于杨禹廷八十三式太极拳讲义中所提到的手法有掌、拳、钩之分：

1. 掌分立掌与平掌。立掌要求五指分开、指尖向上，大指稍节与食指第二节横纹呈水平线，这样要求是便于垂肘。立掌经常有掌心向内、向外、向左右等，但均为立掌；平掌只是掌心向上或向下。

2. 拳又叫捶，要求五指回拢、大指侧压在食指和中指的中节；拳面要平。此处要求拳心虚，五指松拢，不要用力，即要求中虚空而无拙力。

3. 钩有虚钩、实钩之分。虚钩要求五指尖松拢，腕部弯曲自然下垂，钩尖向下；实钩要求五指聚拢，腕部弯曲，钩尖向上。聚拢五指的原因是便于上臂骨（即肱骨）向内旋转、向后伸延。

第五章　清瑜伽行功十三式解说

第一节　清瑜伽行功十三式注意事项

1. 在练习时，请穿平底鞋，如在馆内，也可赤足练习。

2. 尽量在练习时，穿着舒适的衣物，去除身上的饰品，避免引起不必要的意外损伤。

3. 请尽量在饭后 2-4 小时（根据食物的消化程度把握）后练习。在练习时，可提前清空肠道，如果条件允许，可以在练习前 30 钟简单沐浴。

4. 请将清瑜伽课程与传统瑜伽课程明确区分练习，切勿在练习过程中将两者的练习方法及练习原则相互混淆。初习者应尽量在老师的指导下练习。且不论你是练习清瑜伽课程还是传统瑜伽课程，都请做好热身活动，并在自己所能承受的范围内练习，避免因用力过度及超越身体极限，而引发身体的拉伤或损伤。

5. 完成课程后 30 分钟内，尽量不要洗澡、吃东西或剧烈运动，避免破坏身体的能量平衡。

第二节 清瑜伽行功十三式串联动作详细解说

本套清瑜伽行功主体共为十三式，预备式（太极式）、初始式（起式）和结束式（哈瑞·奎师那）以及十三式之间的过渡式不算在主体十三式之内。

一、预备式：太极式（如图 1.5.1）

面对正前方（正南），并脚站立，两脚间距离为一竖脚宽。身心虚静，周身松力，头顶正直，舌尖舐上颚，两眼平远视，两臂下垂，掌心向内，指尖下指；意在两掌的指尖，重心平均在两脚。

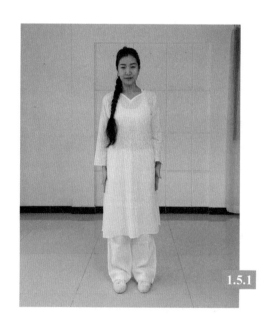

1.5.1

二、初始式

● 起式

（一）左脚横移（如图 1.5.2）

左膝松力，微屈；全身重心集于右脚；左胯微舒，左脚向左横移，大指虚着地。两脚宽度与两肩相同。眼向前平远看；意仍在两指的指尖。

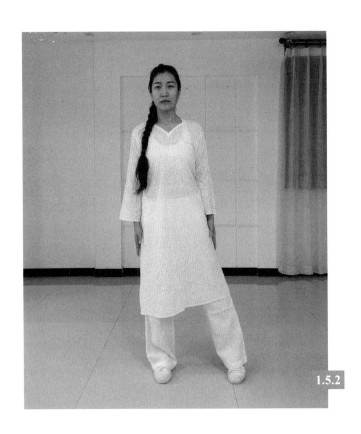

1.5.2

（二）两脚平立（如图 1.5.3）

左脚渐渐落平，重心平均在两脚；视线与意均不变。

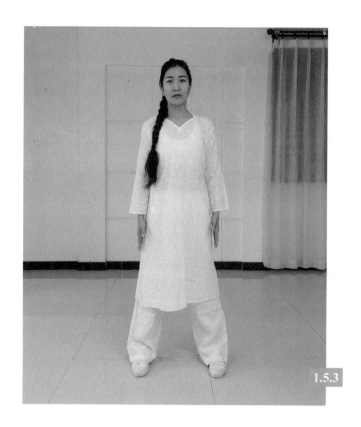

1.5.3

（三）两腕前掤（如图 1.5.4）

两掌指尖微松，两腕向前舒伸，两臂即自然前起，以起至与肩平为度，宽与肩相齐，指尖松垂；意在两腕，重心与意均不变。

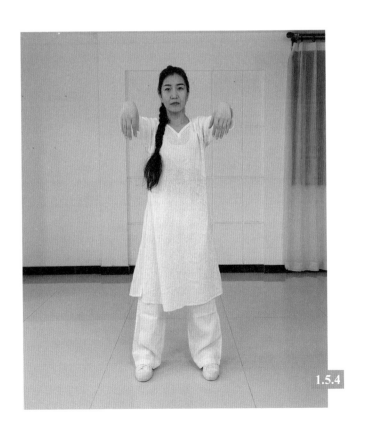

1.5.4

（四）两掌下采（如图 1.5.5）

两掌的指尖向前下方舒伸，至极度时，自然向后收敛，掌心如扶物，收至两掌的大指贴近两股外为度，掌心向下，指尖向前；注意整个过程要按手、腕、肘、肩的次第依次放松，注意空胸实腹，同时，两膝松力，身体渐向下蹲，以膝盖与足尖呈垂直线为度；提顶，松腰，溜臀，重心集于两脚；意在掌心，视线不变。

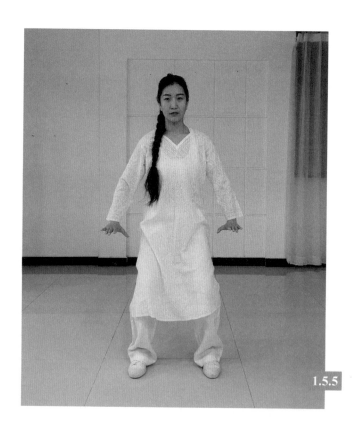

1.5.5

三、第一式：摩天式

（一）胸前合掌（如图 1.5.6）

意在左手食指指尖，由左手食指指尖引导，缓变立掌斜上行于胸前，右手同随，左右两掌食指指尖于胸前相合，其他各指继而相合，两掌合十于胸前。注意，松肩、空胸、圆肘、活腕，重心平均在两脚，保持身体中正，头顶微悬。

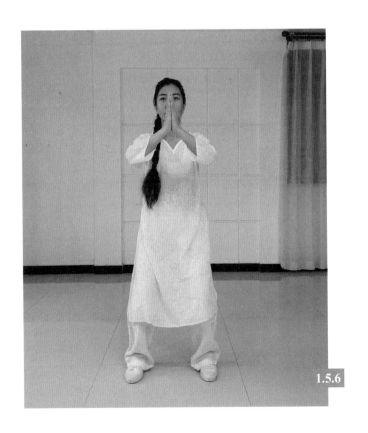

1.5.6

（二）两臂上伸（如图 1.5.7、1.5.8）

视线远放，随而视线向前上方缓升，下颌微抬，两掌呈合十状，两肘撑圆，以左手食指指尖为引，向上伸展，经由下颌、鼻尖充分伸展，过头舒直，两手与视线在身体上方完成相交。整个伸展过程应该注意以左手食指指尖为引导，虽然动作是向上舒伸的，但意念中各关节要逐一放松、贯穿，劲力下渗。整个过程经过活腕，圆肘，松肩，空胸实腹，尾闾中正，两胯松活，大腿放松，再至松膝，松小腿至踝，最后完全放松两脚而踏实，完成动作。

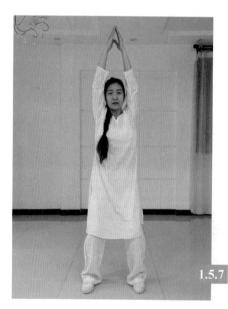
1.5.7

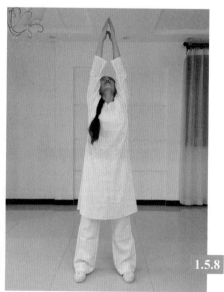
1.5.8

四、第二式：直角式（如图 1.5.9）

两手以左手食指指尖为引导，两肘微屈，两臂伸直向前下缓行，完全伸展至与髋平直，感觉上，头顶与手的距离越来越远，有分离感，力通颈脊过背，松腰并向前舒伸，松沉尾闾，此过程中意为做前上行，而动作驱下，最终完成直角式动作，视线顺大指平远看。

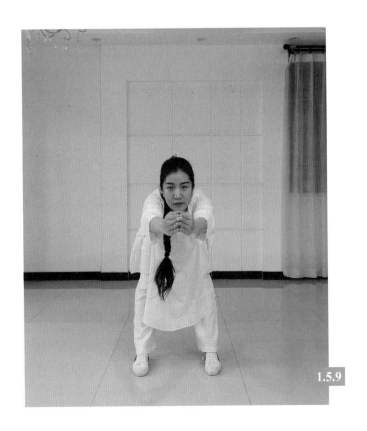

1.5.9

五、第三式：双角式（如图 1.5.10）

视线随左掌食指尖，以左手食指指尖为引导向前下缓行，至极度时，依次第完成松肩、坠肘、松腕、松手的过程，继而使身体前屈，俯身向下至极处，两手指尖接地，意在头顶。注意，俯身时两腿直立，膝部不要弯曲，重心平均在两脚。

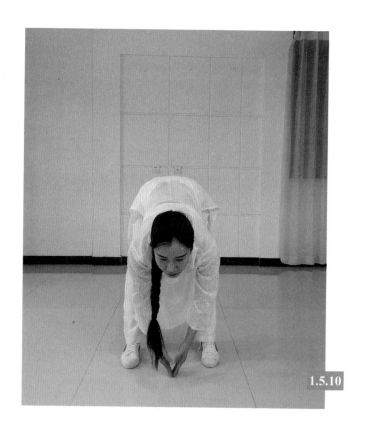

1.5.10

● 过渡式

1. 还原直角式（如图 1.5.11）：视线随左掌食指指尖，以左手食指指尖为引导，向前上方舒伸至极度时，两臂自然上起，依次完成松腕、圆肘、松肩的过程，注意空胸实腹，恢复成直角式状态。整个运动过程要以"手引脚"为原则，身体切莫妄起。视线自指尖平远看，重心集于两脚，意在指尖。

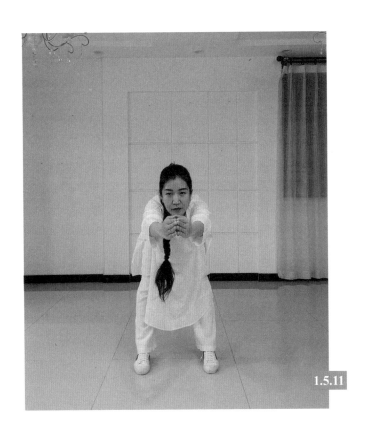

1.5.11

2. 还原摩天式（如图 1.5.12）：视线与意均不变，继续以左手食指
指尖为引导，带领两臂向前上缓行，待两臂上行至极处时，自然带动身
体直立，还原摩天式。

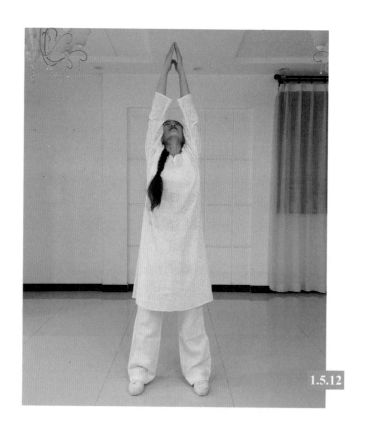

1.5.12

六、第四式：幻椅式（如图 1.5.13）

意于左手食指指尖，由左手食指指尖引导向上方舒展，回平视线，在舒展过程中，继而依次松两腕、圆两肘，空松两肩，再之空胸实腹，松活两胯，意中感觉两胯稍一松灵，尾闾即向下后方坐坠，随之松膝，身体微蹲，松踝，力量完全达于两脚，重心集于双脚。注意，在完成动作的过程中，及体式完成后，始终应以膝盖与足尖呈垂直线为度。整个动作过程，虽然手臂动作为伸展向上，但要感觉到，劲力向上至贯穿时，继顺势通过手、腕、肘、肩，再经由脊柱，自后背完全顺达到尾闾处。意欲上而形下坠。

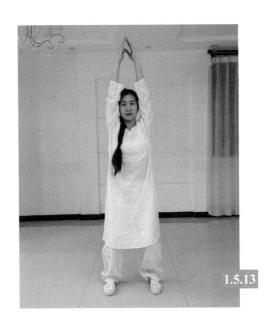

1.5.13

● 过渡式

1. 两臂平展（如图 1.5.14）：左右两手各以食指指尖为引导，意中以左手食指指尖为主，右手食指指尖为辅，左右两臂在依次完成沉肩、坠肘、活腕、松手的过程中，各向正东及正西平展，至与肩平。在两臂平展过程中，重心渐渐移集于左脚，视线随左手指尖运动，看向正东。

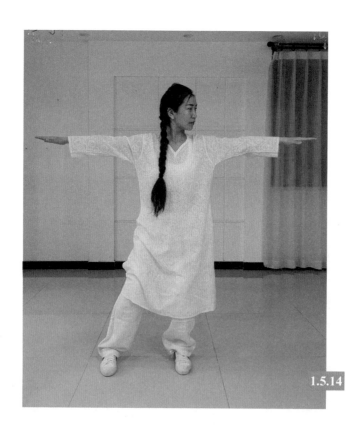

1.5.14

2. 胸前平臂（如图1.5.15）：以两手食指指尖为引导，意中以右手食指指尖为主，左手食指指尖为辅，以两肘为轴，平收两小臂，大臂及身体保持不动，两手手指于胸前相对，视线随左手回看正南，平远视。重心于左脚保持不变。

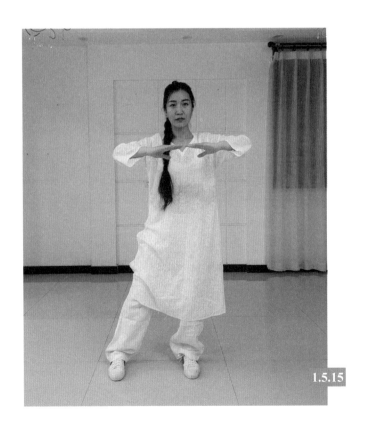

1.5.15

3. 撤步立神（如图 1.5.16）：保持身体中正安舒，头顶微悬，在保持身体原有状态不变的基础上，立神放视线，意在两掌外侧，右脚向后撤一正步，右脚脚尖虚着地。继而脚掌、脚心、脚跟依次落平，重心依然集于左脚。注意，撤步及落右脚的过程，要做得缓慢、平稳，勿使身体有明显的起落感。

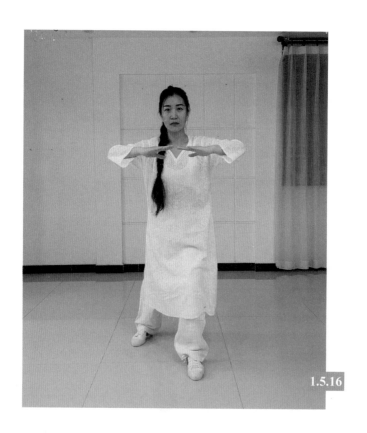

1.5.16

七、第五式：侧角式（如图 1.5.17、1.5.18）

意于左右两手食指指尖，使两手食指指尖有相合之意，继而以两手指尖相合处为轴，左肘斜上起，右肘斜下坠，两肘作顺时针旋转，带动上身拧转。整个过程中，始终以檀中为中心点，劲力至腰时，继而开两肩，展两肘，舒两手，两掌掌心冲向正西，充分舒伸两臂，使两臂成"竖一"状，重心不变，转头向上，视线通过右手看向上方。

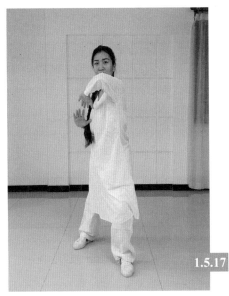
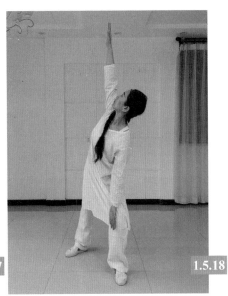

1.5.17

1.5.18

- 过渡式

1. 搂膝拗步（如图 1.5.19、1.5.20）：右掌以食指引导，掌心向正前方（正南）按下。在右臂下落过程中，要以"手引脚"为原则，依次完成手、腕、肘、肩的松顺过程。以右臂舒直为度，掌心如扶物。从而带动身体回正、立直，注意，身体要保持中正安舒，头顶微悬，空胸实腹。视线随右手的运动过程而回向正南，平远看。继而，左腕松立，左掌变钩，提于左耳旁，掌心向下，手指微松。

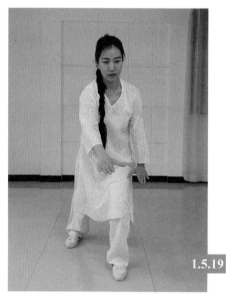
1.5.19

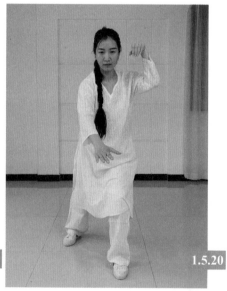
1.5.20

2. 提膝坠肘（如图 1.5.21）：左钩以食指为引，松钩变拳，立拳向上，拳心向内，舒直小臂，右掌以食指为引，回收右臂，右掌掌心朝下，右指托于左肘下。同时，悬顶、立身，活左胯，松右脚脚踝，提右膝，左脚单腿独立，视线平远看。

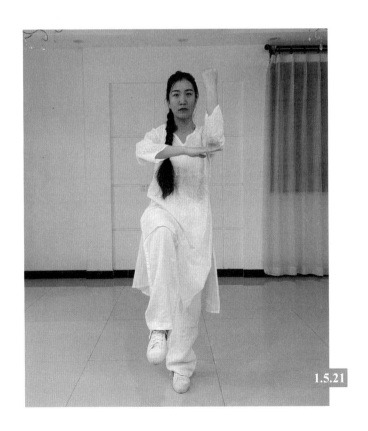

1.5.21

八、第六式：单腿站立伸展式（如图 1.5.22）

重心完全集于左腿，意中劲力自左胯松下至左膝、左踝，到达左脚，右膝保持不动，继而松脚趾、脚心、脚踝、小腿，带动大腿，向正南方向，前上蹬出，使右腿完全舒直。以整体身形中正，感觉舒适为度。注意，左膝不要弯曲。

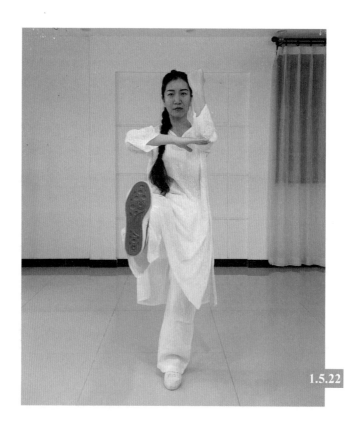

1.5.22

九、第七式：鸟王式（如图 1.5.23）

重心完全集于左脚，全身保持中正安舒，两胯微松，两膝略弯，意于左胯，继而松沉左胯，劲力顺左胯而下至膝、至踝、至脚，同时曲右膝，回收右小腿，缠贴于左小腿外侧，右脚趾勾于左踝。重心依然集于左脚。继而，左掌以食指为引导，松拳变掌，转至正西，同时，右掌以食指为引，立掌向东，斜上行，以右小臂贴缠左小臂外侧，在胸前完成两臂相贴，两腕相缠，两掌相合之式。视线通过两手平远看。

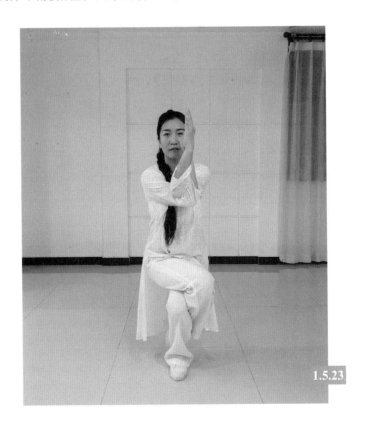

1.5.23

- 过渡式

开步问手（如图 1.5.24）：右掌以食指指尖为引，活腕，圆肘，前平小臂至与肩平为度，指尖朝正南，掌心向东，此时，右臂随曲就伸，切莫僵直，以松展为度，左掌以食指为引，顺势落掌，虎口撑圆，左臂自然弯曲，左手扶于右臂弯处。同时，将盘扣的右脚松开，右腿向前舒直，开正步，脚跟虚着地，脚尖上翘，重心集于左脚，成左坐步式。头顶微悬，身体直立，视线平远看。

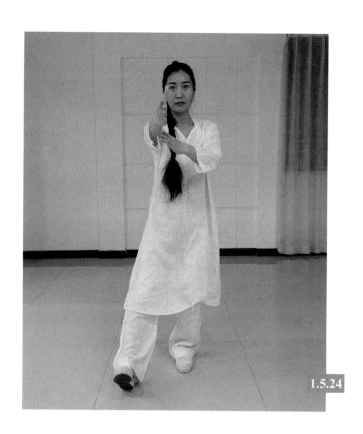

1.5.24

十、第八式：半月式（如图 1.5.25）

右掌以指尖为导，依次松活腕、肘、肩，带动右臂前上行（正南方），同时，渐渐落平右脚，空胸实腹，待右臂行至极处时，以檀中为轴扭转身体，面向正东，右掌以食指为引，继续做前下行，使右臂向下舒直。同时，从左坐步变为右弓步。待两脚重心平衡时，继续以手引脚，渐渐完成整个重心的过渡，重心完全集于右脚，继而，左掌以食指为引，依次松活腕、肘、肩，带动左臂向上舒直。两臂成"竖一"状，两掌掌心冲向正东。最后在手脚相合的状态下，继续缓落右臂，使右手指尖虚着地。蹬直右膝，松展左胯、左膝、左踝、左脚，缓抬左腿，使其与地面平行，视线自左手看向上方。

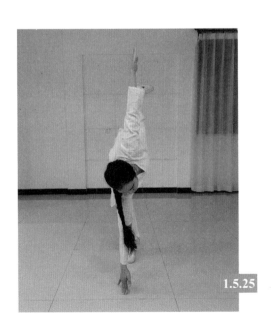

1.5.25

- 过渡式

1. 盘步云手（如图 1.5.26）：重心完全集于右腿，两跨微松，两膝略弯，落左腿，将左膝盘扣在右膝后侧，左脚大趾虚着地，尽量使两脚脚趾平齐，此时，右脚脚尖冲向正南，左脚脚尖冲向东南 45 度，同时，悬顶立身，面向正东，视线跟随左手，左掌以食指为引导，带动左臂向左下方（正北方）缓落，至与肩平时，松肩坠肘，使左臂自然垂下，指尖冲地，继而，左掌以食指引导，带领左臂经行左胯至脐处后上行，渐渐立直小臂，使掌心冲面门。右手自然放置于右股旁。

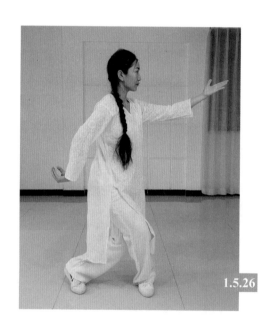

1.5.26

2. 转身平旋（如图 1.5.27—1.5.30）：左手以食指指尖为引，翻转掌心向外，做前下弧，保持左臂随曲就伸，至极处，渐渐画半圆，至左臀外后侧，掌心向上，松掌变钩；右手松腕变钩，向右前方斜上做弧形，至右臂朝向正东，视线从右腕上方平远看。继而，以右腕为引领。依次完成松腕、肘、肩、背、空胸实腹的过程。以身体的檀中为轴，提两脚足跟，重心在两前脚，以腕带动身体向正北平旋，而后，继续依次地转向正西至正南，重心也渐渐从右腿过渡到两脚再完全集于左腿上。此时，右膝盘扣在左膝后侧，重心集于左腿，落平左脚，身体立直，中正，悬顶，视线随右腕向前（正南）平远看。

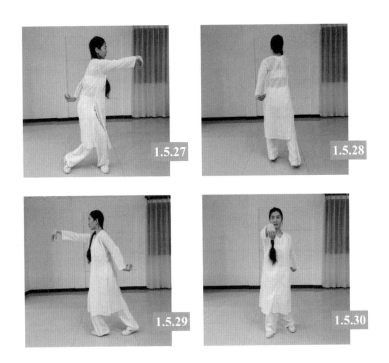

3. 叉手立身（图 1.5.31、1.5.32）：将盘扣的右腿松开，重心集于左脚，渐渐立展左膝，右腿横向平移，自然开步，两脚间距离以与肩宽为度。松活两掌，自然曲臂至胸前叉手。意在头顶，渐渐立直周身的同时，完成松肩、松肘、松腕、松手，至两掌自然落于两股外侧，掌心向内，指尖冲地，空胸实腹，松活两跨、两膝，至两足，眼向前平远看；意仍在两指的指尖。

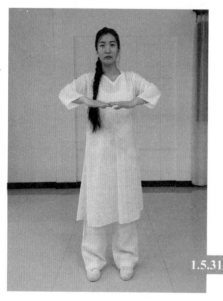
1.5.31

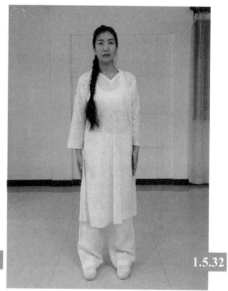
1.5.32

4. 左抱七星（如图 1.5.33）：松腰，尾闾右后下，重心移于右脚；同时，左掌以食指引导向右前斜坡上，掌心逐渐翻转向内；大指遥对鼻尖；右掌以大指引导，向左前斜坡上，至大指贴于左臂弯为止，掌心斜向左下方；左腿向前舒直，脚跟虚着地，脚尖上翘，重心集于右脚（成右坐步式），两眼从左大指上方平远看，意在左掌掌心。

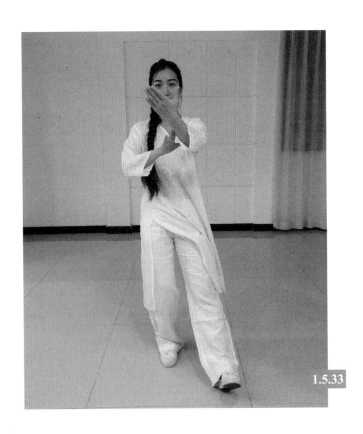

1.5.33

5. 右掌打挤（如图 1.5.34）：左脚渐向下落平，左膝弓出成左弓步，右腿舒直成箭步；同时，右掌以掌心向前推出，左掌以小指引导而下松，肘尖即向上移，以指尖与肘尖横平为度；此时，左掌的掌心向内，指尖向右，而右掌则推至左腕脉门处打挤，掌心向外，指尖向上，食指尖遥对鼻尖；眼随右掌食指尖上方向前平远看；重心集于左脚，意在右掌掌心。

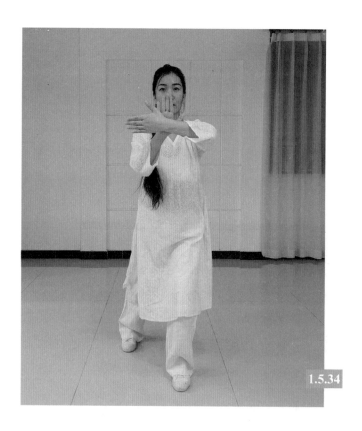

1.5.34

十一、第九式：舞王式（如图 1.5.35、1.5.36）

左掌以食指指尖为引导，向正南方舒伸小臂，指尖朝正南，掌心如扶物，右掌以食指为引，掌心翻转向上，以食指指尖轻扶左手脉门处，继而，左掌以食指为引导，向正南方向做前上行，带动身体运动，立直左膝，重心完全集于左脚。在重心稳定的情况下，松活右胯，屈抬右腿。右手掌随之接于右脚踝外侧。注意，保持身体中正，重心稳定。当左臂带动身体前上行至极处时，身与手分，留身走手，在完成左臂下按动作的同时，以右手轻握右脚踝向上提拉，与左臂下按形成合力，完成体式。

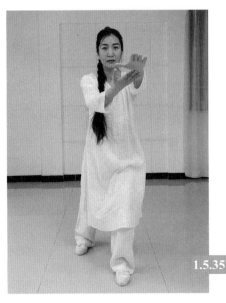
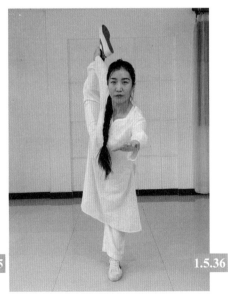

1.5.35　　　　　　　　　1.5.36

● 过渡式

1. 蹬步竖笛（如图 1.5.37）：右掌以食指为引导，松肩坠肘，回收右小臂，将右臂侧拉至身体右后侧，立掌向上，指尖与右耳齐平，左手顺势回拉至右肩前侧；同时，松胯、松膝，右腿自然落下，继而向前蹬出，右脚离地，重心完全集于左脚，视线看向前下方。

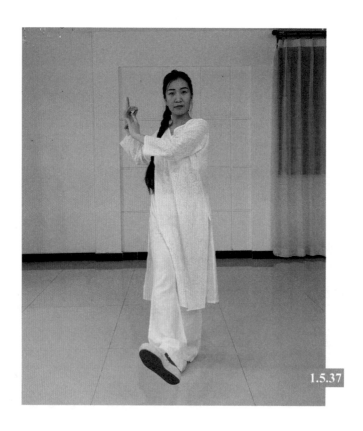

1.5.37

十二、第十式：竖笛式（如图 1.5.38）

左掌以食指指尖为引导，平拉左臂缓行至胸前，掌心向内，松肩坠肘，翻转掌心向外，将左小臂向身体左侧平展；右手以食指指尖为引，同随左手，缓行至左肩前侧。在完成手部动作的过程中，重心始终集于左脚，松右胯、右膝、右踝，将右脚踝盘扣于左小腿前侧，右脚大趾点地，右膝尽量向外侧打开，视线自左手看向远方。

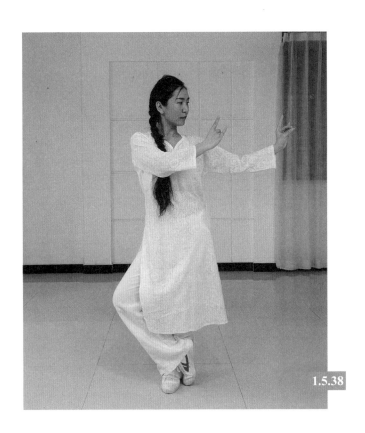

1.5.38

● 过渡式

1. 卷展双臂（如图 1.5.39、1.5.40）：左右两掌各以食指指尖为引导，分别向身体左右两侧卷展，两臂与肩同平；同时右脚后撤一正步，成左弓步状，重心完全集于左脚，视线看向左手延长线。注意，在卷展双臂的过程中，要始终保持含胸拔背，竖腰立顶，沉肩坠肘。

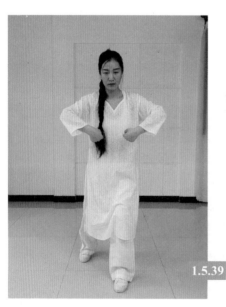

1.5.39

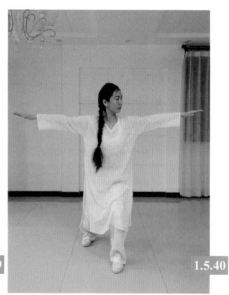

1.5.40

十三、第十一式：战斗式（如图 1.5.41）

重心保持不变，视线始终跟随左手，两掌各以食指指尖为引导，自身体两侧向上方舒伸两臂，使左右两掌于头顶处相合。注意，沉肩圆肘，空胸实腹。

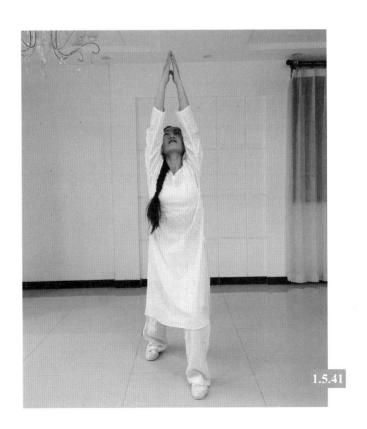

1.5.41

- 过渡式

进身展臂（如图 1.5.42、1.5.43）：右臂保持向上舒伸的动作不变，左掌以食指指尖为引导，顺势经由右腕、右肘，滑落至右肩上侧，同时回视线至正前方（正南）。头顶微悬，立身放神，重心保持不变。继而，左掌以食指指尖为引，逐步完成活腕、圆肘、空肩的过程，带领整条左臂向前下方缓行，至极处时，带动身体前下行，使身体侧展；右掌以食指指尖为引，尽量向上方舒展至极处。注意，膝尖不要超过脚尖，重心完全集于左脚，两臂成"竖一"状，左手放于左脚向前的延长线上，指尖贴地，视线看向左手。

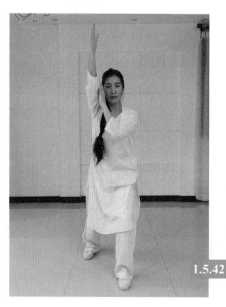
1.5.42

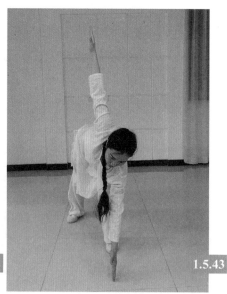
1.5.43

十四、第十二式：大三角式（如图 1.5.44）

保持两臂伸展动作不变，渐渐将重心移于两脚，尽量打开双肩，伸展双臂；同时，蹬展左膝，使身体后展，视线自左手看向右手延长线。

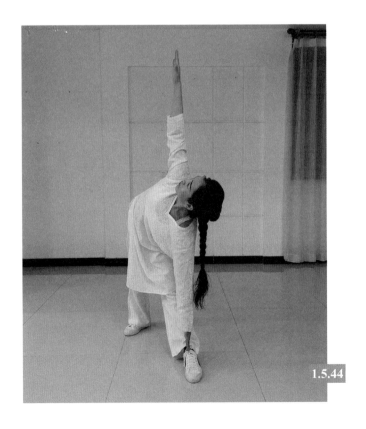

1.5.44

● 过渡式

1. 搂膝拗步（如图 1.5.45）：右掌以食指引导，掌心向正前方（正南）按下。在右臂下落过程中，要以"手引脚"为原则，依次完成手、腕、肘、肩的松顺过程。以右臂舒直为度，掌心如扶物，从而带动身体回正、立直。注意，身体要保持中正安舒，头顶微悬，空胸实腹。视线随右手的运动过程而回向正南，平远看。左手自然垂放于左腿外侧。在完成整个上身动作的同时，重心渐渐移于前脚，最终完全集于左脚。

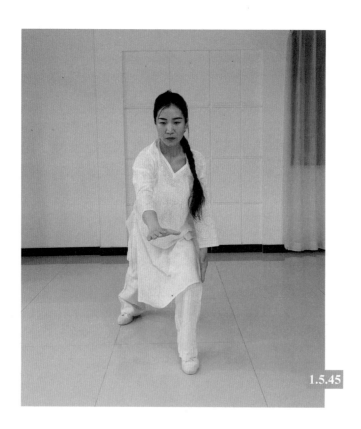

1.5.45

2．抱虎归山（如图 1.5.46、1.5.47）：身法、重心保持不变，左掌以食指为引，将左臂抬至与右臂平齐。掌心向下，两掌如扶物，视线经由两掌间，看向远方。

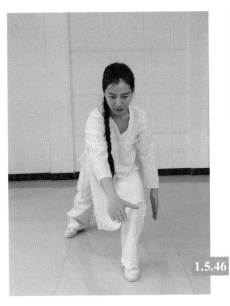

1.5.46

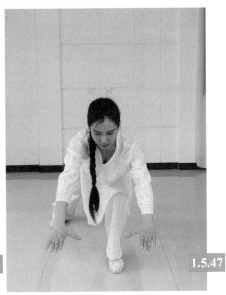

1.5.47

3. 左右分臂（如图 1.5.48）：身法、重心依旧保持不变，双掌各以食指指尖为引，依次完成活腕、圆肘、空肩的过程，向身体两侧平展双臂，高度与肩平；视线跟随左手运动过程看向左侧（正东）。

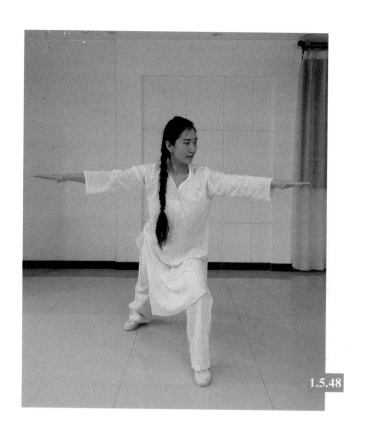

1.5.48

十五、第十三式：树式（如图 1.5.49）

视线始终跟随左手，两掌各以食指指尖为引导，自身体两侧向上方舒伸两臂，使左右两掌于头顶处相合；同时，松两跨，活右膝，屈抬右腿，使右脚盘扣于左膝前侧，重心完全集于左腿，右膝向外平展，充分打开右胯。保持身体中正，悬顶立身。最后，回视线看向正前（正南）。

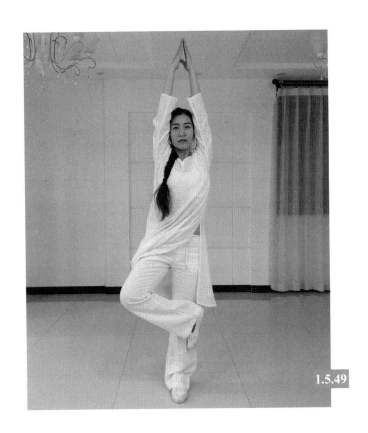

1.5.49

十六、结束式（如图 1.5.50—1.5.54）

哈瑞·奎师那：松活两肩、两胯，回收两掌于胸前，使掌心相对，两掌保持一拳宽的距离，注意圆肘、活腕，同时使右脚回落地面，两脚间距离与肩同宽，重心平均在两脚。继而使两掌合十于胸前，以头顶引领，屈身前俯，深躬 90 度。最后，周身放松，立身还原。注意，在完成整个动作的过程中，及在动作完成后，要保持身心虚静，周身松力，头顶正直，舌尖舐上颚，两眼平远视，两臂下垂，掌心向内，指尖下指；意在两掌的指尖，重心平均在两脚。

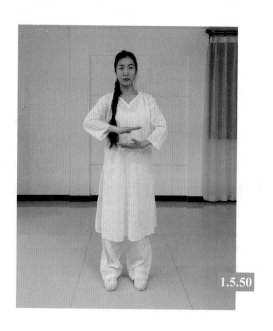

1.5.50

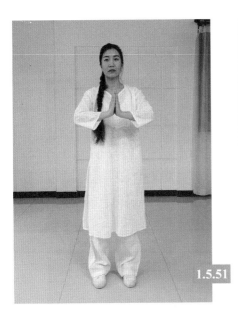

1.5.51

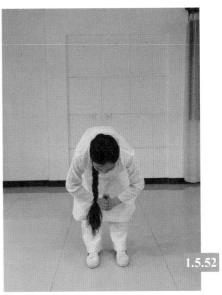

1.5.52

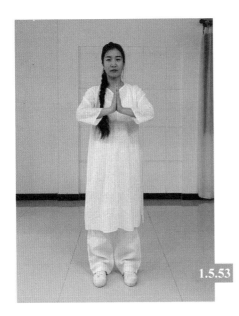

1.5.53

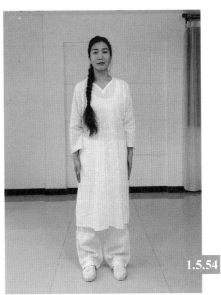

1.5.54

第三节　清瑜伽行功十三式连贯演示

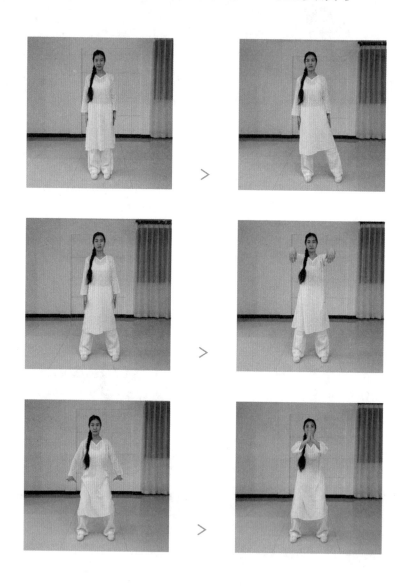

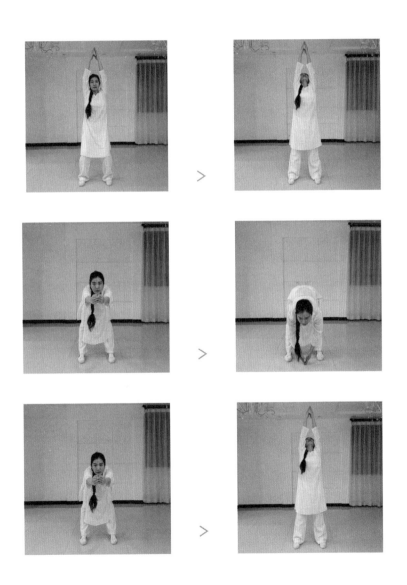

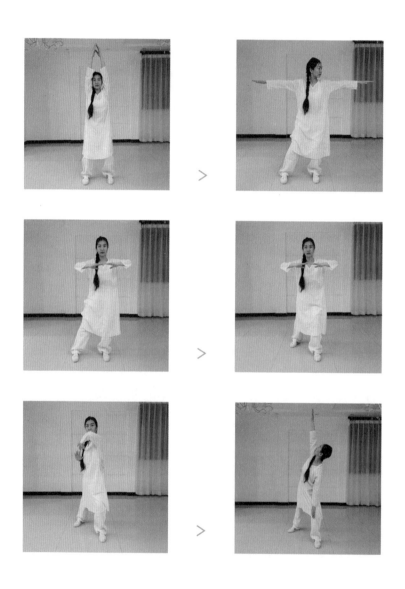

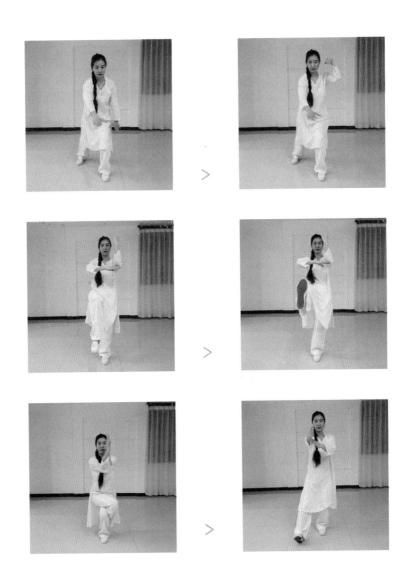

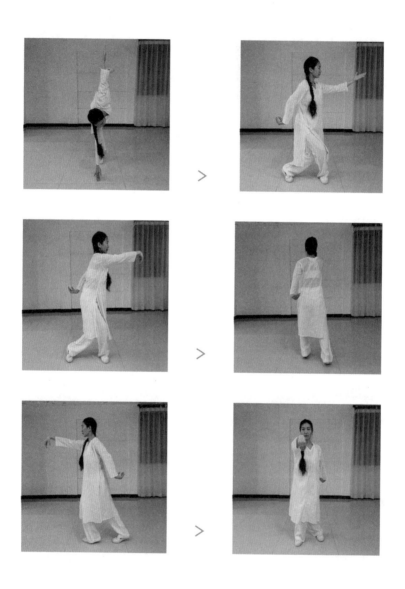

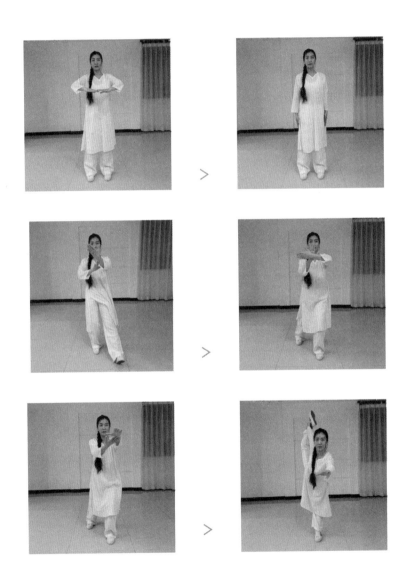

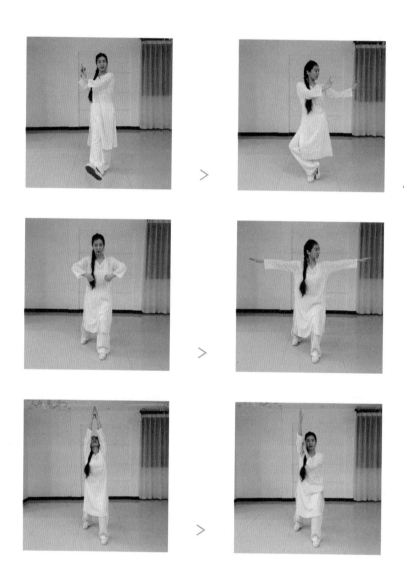

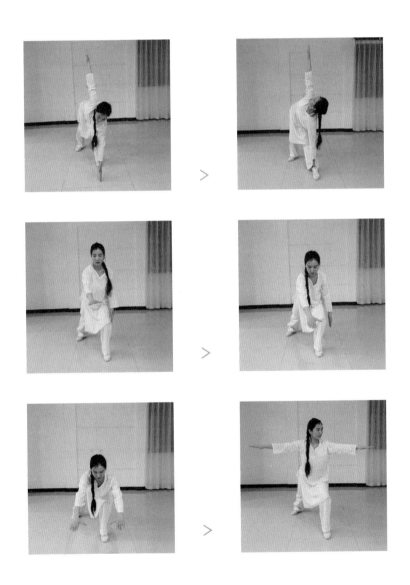

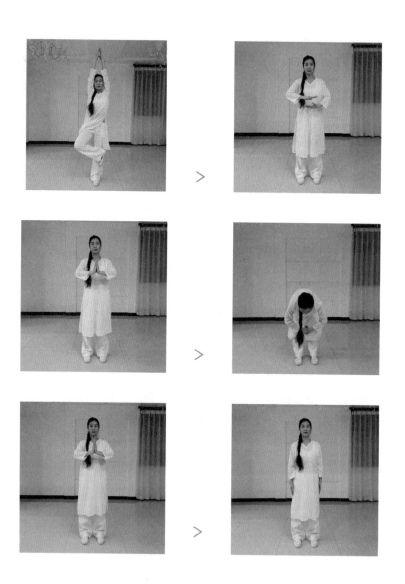

第二部分

太极篇

杨禹廷拳法
——精编养生二十一式太极拳

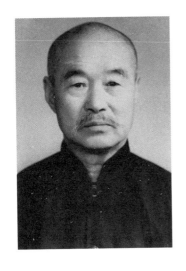

杨禹廷，名瑞霖（1887—1982），祖籍北京。著名武术家、太极拳专家，一代宗师。曾任中国武术协会委员，第一届北京市武术运动协会委员兼太极拳研究组成员，北京市武术运动协会副主席，北京市东城区政协委员。二十四岁前，家境殷实。自幼接受私塾教育，打下了良好的文化基础。九岁起开始习武，刻苦用功，奋进不息。先后从周相臣、赵月山、田凤云、高克兴（子明）等武术名师习练十路、十二路弹腿、三十六路短打、长拳、黑虎拳、形意拳、八卦掌、太极拳和器械等。出于对武术的热爱，对武术精神的推崇，加之身处于社会动荡、外强入侵的时代背景下，更加坚定了其习武立志、强国强种的信念。继而在年事稍长后，即投身于武术事业当中，教学解惑，一生不辍。

杨禹廷老先生弱冠之年即已驰名武坛，后从王茂斋先师精习太极拳，又得吴鉴泉先生指教，每一招式都深思细研，按规范演练，谙熟太极拳的运动原则，注重推究细节，强调切实体悟，以致功夫日臻化境。同时，杨老认为，艺精必须功勤。除了数十年如一日，从无松懈的自我修习外，更是担负起了承上启下、继往开来的历史重任，用辛勤的汗水将前辈的武术瑰宝继承下来，并无私地传给后人，通过不断地总结和升华，率先把太极拳推上科学化和规范化的道路，形成了自己独特的风格。杨老技艺精湛、炉火纯青，为世人所赞叹，为后人所敬仰。为了推广太极拳，从 1924 年编写《太极拳教学讲义》后，于 1961 年出版了《太极拳动作解说》一书。

杨禹廷宗师于新中国建国初期便与武术界名人共同倡议成立北京市武术界联谊会。知名人士刘秀峰、陈云涛、周学鳌、傅作义、楚溪春和文艺界的戴爱莲、叶浅予以及著名京剧演员李万春、张云溪等人都向他学过太极拳、剑、刀及推手。杨老为人忠厚，品艺俱佳，武德高尚。1949 年以前，在北京设立有第三民众教育馆、中法大学、智化寺、太庙太极拳研究会（今劳动人民文化宫）四处拳场。1951—1966 年间在中山公园"十字亭"设场授徒，1969 年后至其去世前，在故宫东门外及景山公园设场教拳。一生所教授的门人众多、学生无数，可谓是桃李满天下。其中，最具代表性的即其长孙"杨鑫荣"先生。

在武学造诣方面，杨禹廷老先生更可谓是治学严谨、技艺精湛。特别要指出的是，杨老在太极拳教学、研究的实践中，逐步升级完善，最后形成了自己独特的技艺风格，丰富了太极拳的内涵，使太极拳的动作更加细腻规范。开创出了别具鲜明特色的"杨禹廷太极拳"。其中，最能体现其特色的是：一是创造性地提出了以圆周、角度配合"八方线"的概念，来确定、规范行拳时手、眼、身、步的运动标准；二是将八十三势套路分段细化，分为三段，化为 326 动，以奇、偶为组，表示开、合；三是不单重于形，或单重于意，强调"意形并重"，同时注重意念、动作、视线与"神"的相互配合；四是明确规范、严格要求各式的起止点位、运动路线、进退屈伸的尺寸，及旋转变化的角度等细节；五是动作细腻连贯，轻柔舒缓，连绵不断，结构严谨缜密，各招式过渡间虚实分明，重心转换到位，切实达到"清晰明确、大虚大实"的标准。

再者，杨禹廷老先生诚信谦和，虚怀若谷，坦荡无私，广结武界善缘。处事和蔼可亲，平易近人，教学时循循善诱，注意言传身教。老先生在武术界中没有门户之见，常常引荐学生拜师访友，广学众家之长。他与人较技，点到为止，决不伤人，敌怨无人，德艺双馨，载誉京门，有口皆碑。在京城武坛八十多年的教学生涯中，杨老不保守，不故步自封，经常鼓励学生向自己提出问题，共同研究技艺。到晚年时，更是清净纯粹，心无旁骛地沉浸于太极的境界中。

可以说，杨禹廷老先生将其一生都奉献给了他所热爱的武术事业、太极拳事业，直至他96岁无疾而终时，都未有过须臾的舍离，希望我们能够在前辈光辉的照耀下，永远的将其精神、智慧传承下去，发扬开来！

第一节 杨鑫荣先生简介

杨鑫荣先生,当代武术家、太极拳家。杨禹廷宗师长孙。"杨禹廷拳法"掌门人。

杨鑫荣先生毕业于大学专科法律系,中共党员。退休前在人民日报社事业发展部从事法律事务工作。曾任北京市公安局武术教官、中国国家男女柔道队队医、青年跆拳道队技术顾问并参与训练工作。现任北京市武术协会吴式太极拳研究会荣誉副会长。随其习拳者多为高知识结构的人士。

杨鑫荣先生系杨禹廷老先生的长孙,自少年时起即随祖父学练拳械,深受杨老精湛武艺的熏陶,尽得杨老追求武术至高、至精、至妙之境界。在杨老仙逝后,杨鑫荣先生矢志弘扬中华传统武术文化,淡泊名利,潜心研习拳艺,笃行不倦,敢于突破成规,博采众长,兼收并蓄,在武学方面造诣颇深。杨鑫荣先生以高尚的武德、绝妙的中华武功赢得了学生们的敬重,并以其独特的教学方式、捷径的教学效果,吸引着不同层次的学生们。

杨鑫荣先生,自幼随其祖父杨禹廷习练太极拳,至今已近60载,对太极拳拳法之精妙体会颇深。对太极拳的奥义更是有着其独特的见解与感悟,他提出,太极拳不光是一精深的技艺,一项修养的功夫,更是一种文化,一种智慧。

杨鑫荣先生牢记杨老的教导:"练武之人第一要讲口德——不轻易地贬损人家;第二要讲手德——不要轻易地出手伤人。"他认为,武德是非常重要的，而且"武术是一门艺术，是一种净化灵魂的东西"。所以，要通过学习武术来提高思想境界。

第二节 杨鑫荣先生相关文章摘录

太极拳有无真功夫

杨鑫荣

技击是太极拳作为一个拳种最基本的组成成分，但多年来并不为人熟知。"太极拳有无真功夫"一直是存于许多人头脑中的疑问。笔者自幼随祖父杨禹廷习练太极拳，至今日三十余载，对太极拳拳法之精妙体会颇深。以愚管见，太极拳技击之妙，在于对人体平衡原理的谙熟与运用。

人之所以能够直立行走运动，全赖力与力之间的平衡，是通过神经中枢调动肢体产生支撑力，从而达到人体重力间的平衡。一旦这种平衡被打破，人体必然难以维持平稳站立而跌倒。普通人因缺乏训练，在与他人直接的身体对抗中很容易被外力所制，既而难于平衡。而太极拳拳法训练归根结底就是通过贯彻"静、轻、慢、切、恒"的要求，从盘拳架入手，去僵催柔，重新整合人的神形意气，使之达到新的平衡状态，充分调动人身潜能，在技击中节节贯串，在维护自身平衡的前提下迅速有效地打破对手的平衡，制服对手。

那么，太极拳练习者是如何增强自身平衡能力进而在技击中有效打击对手的呢？太极拳"掤、捋、挤、按、采、挒、肘、靠、进、退、顾、盼、定"十三式，基本囊括了人体运动的轨迹。人在运动时，固有的平衡被打破，重心随运动方向不断变换，人体必须在运动的同时不断调整使之建立新的平衡。其间，维持平衡的肢体与身体整个的运动方向与力度上存在相对的虚实、动静变化。"粘即是走，走即是粘，阳不离阴，阴不离阳，阴阳相济"说的就是这个道理。在盘拳架过程中强调的慢，就是要让练拳者充分体会由平衡到不平衡进而建立新平衡，循环往复、周而复始的过程带来的身心感受。"虚领顶劲，气沉丹田，不偏不倚，忽隐忽现"，说到底是要求练拳者在运动中维持平衡。通过运动中去僵催柔的变化，神形意气相合，从而达到表里精粗、无微不利的境界，做到中正安舒。

　　盘拳架的过程，既是增强自身平衡能力的过程，同时也是通过自身平衡能力与通过自身的感受而知己知彼的过程。太极拳练习者要整体把握人体筋骨皮肉的结构和运动，并且练到极致，能以皮肤神经末梢感知来自对手的外力方向及力度，达到"全身无处不是手"的境界。人体在运动时，重心移动越快，维持平衡越难，所以太极拳法讲究神形意气相合，讲究用意不用力，讲究"松柔圆缓匀"。就是说，在技击时不留破绽，不给对手可乘之机。相反，与对手过招时，抓住对手出招时由重心移动而带来的平衡变化的有利时机，后发制人。在对手因重心移动打破固有平衡之后，建立新的平衡之前，以粘的方法与对手来势意气相通，感知对手的运动方向和力度大小，用吞、吐、拿、放的手段在化解来招攻势的同时，施以微力，不让对手建立新平衡，使对手重心处于运动时顺势制服对手使之跌倒。"动急则急应，动缓则缓随"，丝毫不给对手以再次出招打击自己的机会。

当对手察觉我方意图，试图挣脱时，我方即以连绵不绝之意"随屈而伸""大丢大顶""小丢小顶""丢丢顶顶""不丢不顶"，还是顺对方重心移动方向施以薄力，使对手始终无法建立新平衡，无法站稳。可以说，太极拳的技击是用对手自己的力量打败他自己。因此，与太极拳练习者过招的人有这样的体会：出手越快，输得越快；出手越狠，输得越惨，简直就是自己打自己。而这正是太极拳技击的真谛。

凡技击，不外乎制约与反制约。制约谓之攻，反制约谓之守。能攻善守，攻守平衡者方能所向无敌。

洞悉了人体平衡的原理，掌握了人体运动时由重心移动而产生的维持平衡过程中力与力之间的关系，才算懂得了技击的要义。笔者祖父曾说，跤场里有好手。常言亦有"打人容易摔人难，摔人容易放人难"的说法。看来，谁能更好地维持自身平衡，进而破坏对手的平衡，谁就能成为竞技场上的胜利者。

太极拳由实践中来，还需回到实践中去，才能最大限度地保持其发展的活力。历史发展到今天，太极拳以其修身、养生、健体的特殊功用为提高现代人身体素质、生活质量做出了应有的贡献。而太极拳的技击及其训练方法亦可为现代竞技体育项目提供借鉴之处。因为运动的原理本来就是相通的。也只有这样，太极拳才能在新的历史机遇面前获得更大、更广阔的发展空间，为人类的文明发挥更积极的作用。

（本文原刊于《中华武术》2001年第3期，为《中华武术——首届世界太极拳健康大会特刊》特邀文章）

在前辈的光辉照耀下

——太极大家杨禹廷长孙杨鑫荣自述

龚建新

北京四月末一个细雨淅沥的下午，潮湿阴郁的空气颇有几分凄凉。绿柳如烟，往事依稀，点点滴滴都随风雨到心头。在摆放着祖父遗照和遗物的房间里，48 岁的杨鑫荣先生用舒缓平和的语调，把我带进去……

来今雨轩的豆沙包

我的爷爷杨禹廷去世快 20 年了。20 年前的 11 月 15 日，爷爷走完了他 96 年漫长的人生之路，安安静静地与世长辞了。那一天正好是我的生日，我刚刚满 28 岁。有时我真信命，仿佛冥冥中有人安排好了似的，我的生命恰恰是爷爷生命的延续。

在别人的眼中，爷爷是太极拳一代大师，受人景仰敬重。可在我幼小的心中，爷爷却是一个和蔼可亲的老人。爷爷成家很晚，等到我这个长孙降生时，爷爷已近古稀之年了。北京有句俗话："老儿子、大孙子，老爷子的命根子。"我和爷爷生活在一起，整整 28 年，我和爷爷的感情，不是用语言能够表达的。就是在今天，我有时还觉得我仍然住在北池子69 号的老宅，我们住在西屋，爷爷奶奶住在东屋，我随时准备着爷爷的召唤。你刚才看到了，我把爷爷的拳照、平时把玩的一对核桃，还有爷爷 20 世纪 30 年代在北平太庙太极拳研究会教授太极拳时的牌匾，都存放在一间屋子里。看到这些，爷爷的音容笑貌就会浮现在我的眼前。

童年时，留在我记忆深处的是中山公园来今雨轩的豆沙包。

那时，我在中山公园第三幼儿园上学，而爷爷也在中山公园的十字亭教授太极拳。十字亭紧挨着来今雨轩，来今雨轩的点心和小吃非常有名。每天早晨，爷爷都把我带到拳场，等幼儿园开门了，再把我送走。这时，跟爷爷学拳的师叔、师大爷们就经常到来今雨轩给我买点心吃。我最爱吃的是豆沙包，那甜美的滋味让人回味无穷！

今天回忆起来今雨轩的豆沙包，让我越来越怀念的是那时师徒之间、师兄弟之间真挚的感情，那么真纯！让我明白了爷爷多么受人爱戴、尊敬！这些师叔、师大爷们是因为尊敬爷爷进而爱护他的孙子，那种情谊，年代越久，越让人怀念。

爷爷从十几岁就开始在北京设场子教拳，在他跟王茂斋先生学习吴式太极拳之前，他已经学过弹腿、通背、三十六短打、少林长拳、摔跤，并且立场子教拳了。吴式太极拳传人吴鉴泉南下后，在北方传播吴式太极拳的主要人物就是爷爷了。对爷爷的拳艺和武德，北京武术界是有口皆碑的。他总是说："练武之人第一要讲口德——不轻易地贬损人家；第二要讲手德——不要轻易地出手伤人。"爷爷还总说："对你不懂的东西，要虚心地学，中国武术每家每派都有各自的优点，不要自认为天下第一，看不到别人的优点，自己就会满足，就不能进步了。"今天回忆起来，正是爷爷这种谦虚、与人为善的风范，吸引了他周围的人，那是一种人格的魅力。

回忆起爷爷，我总是想到来今雨轩的豆沙包，那是我童年时期的美食佳肴，那中间蕴涵的情谊，随着时光的流逝，越加芬芳甘醇！

摸劲

我虽然从小就出入爷爷的拳场，看爷爷教人练习太极拳，可是小时候我并不喜欢太极拳，觉得它慢悠悠的，是老年人的健身拳。我那时调皮好动，喜欢的是蹿蹦跳跃的长拳。爷爷就投其所好，教我弹腿、通背拳等拳术。这样练了几年后，我非常骄傲，认为自己练得已经很不错了，就到爷爷面前显摆。爷爷说："练得不错，你的气已经到胸口了，再练下去，血就要喷出来了。"

我知道爷爷在批评我练得不对，可是我错在哪儿了，当时我并不懂。爷爷让我摸他的劲，这一摸，可就让我体会到了太极拳那种空、松、透的劲力。我感觉自己被粘上，进不得也退不了。我那么看不上的太极拳，原来这么奥妙无穷！从此，松柔缓慢的太极拳就把我迷住了。那时，我也就十三四岁。

随着年岁的增长，我渐渐明白了，爷爷当时是在批评我心浮气躁、少年轻狂，这是练武术的大忌。爷爷是用他那出神入化的太极功夫点化我，让我知道在学习武术的道路上，任何时候都自满不得，武术的修炼是无止境的。

从那以后，我就开始和爷爷学习太极拳。除了每天盘架子外，我感到最有意思的就是摸爷爷的劲。每天早晨上学前，我都要到爷爷的房间里听爷爷的拿放劲，被爷爷乒乒乓乓地摔打几下，身上感到特别舒服。晚上睡觉前，我也要摸几下劲。有时我都求爷爷，您再打我一会儿。渐渐地，随着听的劲越来越多，水泥地向上返潮，爷爷床前的那块地板几乎每天都是湿的。

在这个过程中，爷爷不仅要让我脑子明白，还要让我在身体上有所体验、有所认知，爷爷总会问我明白不明白，如果我不明白，就指点我反复练某一个式子，直到练懂了，才再听下一个劲。那时，我经常在晚上 9 点以后到故宫后面的筒子河边上练拳，往往是向前走搂膝拗步一百多个，然后再做倒撵猴退回原处。曾经有一个劲儿我体会了三个月仍然不明白，当时我都怀疑我不是练太极拳的料。爷爷就反复地让我摸他的劲，直到他露出了满意的笑容。

练太极拳其实就是找自己的中正安舒，只要自己中正安舒了，就不被人所制。太极拳不仅练习的是圆润饱满的劲力，更是磨炼人的心性，越练习越能够以一种平和的心态对待人和事。

劳其筋骨

出生在武术世家的孩子大都要"开奶锭"，就是在孩子长到四五岁时，把孩子身上所有的筋骨都疏通开。这一般都是由有功夫的老师用特殊手法，或抻或捏，由上到下，把孩子的筋骨都梳理一遍，为今后练习武术打下比较好的身体基础。我是在 4 岁那年，由爷爷给我开的奶锭。这有点劳其筋骨的意思。对我来说，真正的劳其筋骨，是在参加工作以后。1971 年，我中学毕业后就到北京机床厂重型铸造车间工作。我的工作就是手拿 17 斤重的风把、18 磅的大锤和钢钎清理铸件上的沙子，这是繁重的体力劳动。当时，我们厂生产的是全国第一台龙门铣，有 24 米高，完全是高大沉重的铸铁。吊车把铸件钩出来后，我先用大铁锤砸，把表面的沙子震下来，然后再用风把和钢钎清理干净。一般一个铸件的工作量是五天，我曾经创造过只用了一天 8 个小时就完成了工作任务的业绩。那时的工作真是艰苦，可是我知道，人活在世界上，必须吃苦耐劳。工作再累，我也要抽出时间练习太极拳。每天在工间休息时，我总是要找个空场子练习一会儿太极拳。我把每天练拳的次数记下来，如果这一天练两遍，那么下次我就要练四遍。那时，在我的心中，就隐隐约约有一种追求，我觉得我必须把太极拳继承下来。再说，我已经深深地爱上了它，太极拳已经成了我生活中的一部分。

后来，我入了党，成为一名中国共产党党员。再后来，我调到北京市公安局工作，先是当武术教官，向警察传授擒敌搏击技术，然后又到刑警队当刑警。在刑警队工作的日子里，我每天的工作就是和罪犯打交道。我见过了太多的丑恶的东西，知道了许多人是如何走上犯罪道路，走上毁灭之路的。我逐渐地明白了，一个人在社会上安身产命，最重要的是德，这也是爷爷经常教导我的。太极拳讲究立身中正，一个人为人处世不也是如此要求的吗？

现在，我已近知天命之年，爷爷的功夫我不敢说我都继承下来了，但是我学到了他的德，这也许比拳艺更重要。劳其筋骨，苦其心志，经过几十年磨炼，我变得更加成熟了。太极拳是个圆，这个圆是靠自己不断地、锲而不舍地磨出来的。

永远的憧憬

我是 1975 年开始业余教授太极拳的，直到现在也没有收一个入室弟子。跟我学拳的人说："咱们是不是也举行个仪式，有个师徒的名分。"我说，现代社会不是从前了，你们要想学拳，我可以毫无保留地传授给你们，但是我不收徒弟。

我不收徒是遵循爷爷的教诲，爷爷临终时说："今后，你第一不要从事职业武术；第二不要收入室弟子。"这其中的道理，我到今天才算理解。武术是一门艺术，是一种净化灵魂的东西，只有远离了功利心，才能更好地研究它，你才能追求更高深的境界，才能得到纯粹的武术。如果用武术追逐名利，那就是对武术的亵渎，也达不到高深的境界。

我现在在人民日报社法律事务处工作，工作之余我把全部精力用来研究太极拳。太极拳没有继承，谈不上发展。同样，在飞速发展的现代社会，太极拳也需要补充完善，丰富它的技术和理论。除了太极拳，我还研究跆拳道、柔道、散打、拳击，尝试着用太极拳的原理和技术去"对付"它们。不要认为太极拳是最好的，太极拳要发展，也要汲取其他搏击术的营养。我的学生中，有喜欢跆道的，通过我的训练，获得了冠军。任何搏击项目，都是有相通之处的，放开眼界，博采众长，中国武术才能发展。其实这也是爷爷的教诲。

我有个想法，我们武术界各门各派名家好手们，能不能坐在一起，探讨一下中国武术、中国的太极拳发展？让世界上的人知道，太极拳的真功夫还在我们中国；探讨一下，在目前没有财力支持的情况下，怎样把中国的传统武术继承下来，发扬光大。

在武术界，我是个晚辈。在前辈的光辉照耀下，让太极拳走向世界，造福人类，是我永远的憧憬和追求！

（注：本文作者系《中华武术》责任编辑　本文原刊于《中华武术》2002 年第 6 期）

代有传人
——记杨禹廷长孙杨鑫荣

昌沧

爷爷亲传

一个偶然的机会，我认识了杨鑫荣同志。那是在一个专家座谈会上，与会的都是各太极拳流派的著名拳家。大家就太极拳的源流、发展、理论与技艺等进行研讨。杨鑫荣也是应邀者之一。他始终静静地坐在那里，认真地听取各位名家的发言。我当时觉得他年轻，并未对其有太多的关注。

会后闲谈，国家体育总局武术运动管理中心社会部郝怀木主任对我说："最近，我们考察了一些民间武术拳师，发现了一些人才，其中吴式太极拳传人之一的杨鑫荣同志很不错，我给您介绍介绍。"于是我们正式认识了。

杨鑫荣老师今年47岁，瘦瘦个儿，长长脸，白皙皮肤，眉目清秀，一头蓬松的乌发，俨然是位颇具风度的艺术家。要不是老郝介绍，我很难把他与武术联系起来。

坐在一旁的好友功保说："杨老师是我国著名的武术教育家杨禹廷先生（1887—1982年）的长孙，从少年起，就随杨老先生学练太极拳。"

1982年11月15日他爷爷去世后，他奶奶曾对鑫荣的学生朱志华说："朱子，他爷爷的这点'破烂'，都让鑫荣收拾走了！"

爷为榜样

鑫荣从小身体就不太结实，好动，调皮极了。常到马路边的铁链围杆上荡秋千，上小学后常在回家路上来两个侧手翻，可没少让爷爷、奶奶操心。爷爷常带他到北京中山公园十字亭看师伯、师叔们练拳。他高兴了，也常跟着长辈们比比画画，逗得大伙哈哈大笑。

耳濡目染，加上悟性高，鑫荣顺其自然地逐步入门了。自学拳开始，他就没有让爷爷操心，真是"师父领进门，修行靠个人"。

爷爷在鑫荣幼小的心灵中是至高无上的。他常听爸爸家栋、叔叔家梁说："爷爷是个非常重民族气节的人。"

父辈们的回忆给鑫荣幼小的心灵以极大的震动。他立志要做"爷爷那样顶天立地的人"。

鑫荣说："我很幸运，从小就在爷爷身边。我小时爷爷调教我；我长大了，照顾爷爷，直到他老人家96岁无疾而终。那时，我28岁。"

这样，鑫荣在他爷爷亲自教诲下习武近20年。他练太极拳及其枪、刀、剑、棍，以及形意拳、八卦拳、炮捶、三十六路短打等。他擅长的是从拳系始祖全佑及其弟子王茂斋、再传他爷爷继承下来的吴式太极拳，较深刻地领悟了太极拳的真谛。

牢记"两德"

但鑫荣说："从爷爷身上首先是学怎样去做人。"使他铭记在心的是"练武之人，首要的是习德"。

年少时，鑫荣曾这样幼稚地问过爷爷："谁家的拳术最好？是形意、八卦、还是太极？"爷爷摇着头，语重心长地说："你不能这样提问题。只要是经过长期历史实践传承下来的拳种都是好的。只要我们下功夫，深入钻研哪个拳种，你就会真正地感受到那个拳种好。"

深思片刻后，鑫荣又说："在我的记忆中，从没有听到爷爷说别个拳种不好。我一直牢记爷爷的教诲，现在深深体会到这既是'口德'，又是实事求是的态度。"

"爷爷常说手德也是非常重要的。旧社会不像现在，那时开个场子教拳十分不易，为了争地盘、找生源，难免拳师之间要过过手，比比高低，要是自己没有两下子，怎能立足于社会？有时，人家带一帮徒弟要来与爷爷切磋切磋，爷爷总是以礼相待，尽量避免过招之类。如果实在难以避免，爷爷总是手下留情，点到为止，让对方明白了他的功夫就行了，不让人家下不了台，更不能让人家的徒弟看出'我师父输了'！要不人家回去怎能再教拳呢！可不能砸人家的饭碗，大家都是拖家带口的，都不容易！"鑫荣自豪地说，"由于我爷爷讲仁义、重信诺，在武术界享有盛誉。他有许多朋友，家里常是宾朋满座。他的学生数以万计，遍及社会各界。还有许多知名人士。武术界的师伯、师叔暂且不表，仅社会上的名人就有杨秀峰、傅作义、赵君迈、陈云涛、张云溪等等。此外，还有不少外国朋友，真是桃李满天下。爷爷逝世后，中国武术协会的唁函是这样评价的：'杨老先生为发扬祖国文化遗产，开展武术事业贡献了毕生精力。他的逝世是我国武术事业的一个难以弥补的损失！'"

"我从中受到了深刻的教育和感染。"鑫荣如是道。

功夫在"恒"

鑫荣说："爷爷常对我说，要想练好拳，要做到'四戒一恒'。这'四戒'就是劝人要戒'酒、色、财、气'。老人家说：'如果谁不注意，或做得不太好，谁就难以达到太极拳的较高层次。'"

这"四戒"鑫荣做得不错，一心奔工作、教好拳。他有一个幸福和美的家庭。妻子为了支持他的工作、练拳和教拳活动，家务活全包了。有时，他俩抢着干。虽然目前日子过得不怎么富裕，但也怡然自乐。儿子杨霏，现读高中，自幼也喜爱武术，并一直为继承祖辈的德艺而不懈地努力着。

令人动容的是，鑫荣在"恒"字上所下的功夫。他铭记爷爷说的"懒人是学不了武术的。练拳之人要有志气、有目标，要持之以恒"，多年来一直坚持"夏练三伏、冬练三九"，起早贪黑，节假日也不例外。就拿鑫荣当年在第一机床厂工作时来说，活非常紧，也很累，18磅大锤抡上一天已筋疲力尽，但他仍然坚持学练不辍，早起练一段，中午休息时又练一段，晚上回家再练上一段，一天三段雷打不动。

爷爷、奶奶看在眼里乐在心上。但爷爷的高兴往往是不动声色的。鑫荣回忆说："爷爷在世时从没有在练功夫上表扬过我，只是悄悄对奶奶赞叹：'这是个有出息的长孙。'"

鑫荣有个"打破砂锅纹（问）到底"的好习惯。他每学一招式都要向爷爷问个"为什么"。爷爷有个凌晨4点半起床、晚上8点半休息的习惯，见鑫荣问这问那，纠缠得没完没了时，总是喜在眉梢乐在心田。但有时就故意使个"劲"给他发出去："你去体会吧，我要睡了。"

更是朋友

我找了鑫荣的几个学生座谈。我问："你们为什么要跟杨老师学拳？"

"杨老师人品好！"

"杨老师武艺不凡！"

细说起来可就有意思了。

比鑫荣年长 5 岁的朱志华说："我是空军军校毕业的，现在搞工程技术。我是在公园结识杨老师的，他练吴式太极拳，我练少林门的二郎拳。我用了 3 年时间细心观察杨老师练拳、教拳的风范，觉得老师人品好、武功高，这才提出向他学练吴式太极拳。我曾在生活上遇到波折，老师推心置腹地开导我，帮我正确对待，避免了走极端。"

现为清华大学武术副教授的王玉林说："我从小习武，后是北体大的武术硕士。我在景山公园练拳时，杨老师每周去一次，我练拳常有一些困惑试着向他请教。经他一调理，我的手、眼、身法、步自然了，和谐了，浑身筋骨逐渐节节贯通了！再练起拳来浑身感到舒服、顺畅。我这才下决心跟定这位师父了。"

随后，我问了中国火车头体协跆拳道队总教练林青。他说："我是与杨老师接触后，才宾服的。我是从心眼里敬重杨老师的人品和技艺，才奔他门下的。"这位曾获跆拳道亚洲城市杯 78 公斤级冠军、现为跆拳道国际级裁判的林青，从向杨老师学习中有所领悟，在改进跆拳道教学与训练上采用了杨老师的教学方法，收到了良好效果。

要说他们是鑫荣的徒弟和学生，既贴切也不贴切。因鑫荣一向认为他们都是自己的好朋友、知音。鑫荣教学一向坚持自愿、业余。他一不设场子，二不收学费，三不搞拜师递贴。这些学生或称朋友，文化层次都是比较高的，其中有北大、人大、广播学院、医科大学、北体大毕业的学生，还有武术硕士；按职业论，有中央报刊、出版社的编辑、副社长及资深翻译，有全国政协委员、名牌大学的副教授、律师、医师、国家公务员，有从事艺术工作的，还有火车司机、工程技术人员和其他白领阶层；从年龄上说，有中学生，还有耄耋的长者。

而鑫荣呢，他学的是法律专业。他是一名共产党员，原是北京市公安局刑侦办案人员、武术教官，现在人民日报社事业发展局负责法律事务工作，是个大忙人。但他们师生有个共同理念："不管本职工作再忙，一定要坚持下去，孜孜不倦地研习拳艺、弘扬武术文化，为这个高尚事业贡献一分力量。"

偶露峥嵘

更有意思的是，座谈会临结束时，鑫荣和他的学生做了一场精彩的、别开生面的武术演练，令我大开眼界。鑫荣坐在我旁边的沙发上，伸出一只手，不论学生抓他手或臂，只见他手一动，学生们就立不稳，东倒西歪。后来，鑫荣站在场地中央，9个学生站成一路，后者的双手搭着前者的双肩，像一堵人墙似的，用力地顶着鑫荣。只见鑫荣身子一沉，以腰为轴，瞬间一动，学生顿时土崩瓦解，前仰后合，搁了一地。而鑫荣仍岿然不动。

随后，他在清华大学举办的紫光杯太极拳邀请赛上，面对全国各大学（包括香港大学）的参赛者，作为压轴戏演练了这个节目，引起全场轰动。散场后围上一圈又一圈的武术爱好者，有向他讨教的、要拜他为师的。

老实说，我曾看过不少太极推手，包括这次的散手演练，大都是师父打徒弟的场面。有的或多或少有些水分。因而，我事后就此疑问悄悄地问了王玉林。她说："我从小学武术，受的是正规武术教育，没有什么江湖习气，这您是了解的。这套演练可真没有半点虚假。"我后来又漫不经心地分别问了林青和身为律师的欧友和。他们都说："这可都是真的，没有什么虚假水分！"可惜的是，我"老迈年高"，要不也真想试试！

于是我开门见山地问鑫荣："您这是使的什么劲？"

他字斟句酌、慢条斯理地说："总的说，使的是太极劲。所谓的太极劲，就是通过练习太极拳的规范动作，掌握太极拳运动原理之后，产生出由表及里、由内而外的渗透力。运用时便会轻、灵、奇、巧地以'掤、捋、挤、按、采、挒、肘、靠'的手法将对方的来力还回去，使对方失去平衡而被制服。"随后，他又深有体会地对我说，"太极拳不仅能健身、修身，更能防身。它充满着古典哲理，蕴藏着克敌制胜的妙招，积蓄着深广的文化内涵。学练太极拳，应该说是一种动静结合、健身、防身、修身养性的高雅的文化的享受。"

（注：本文作者系原《中华武术》杂志主编、中国武术学会常务委员、中国武术协会委员、中国武术研究院特邀编审　本文原刊于《武林》2001 年第 2 期）

青年太极拳家杨鑫荣

祝大彤

杨鑫荣，京城已故太极拳大师杨禹廷先生的长孙，北京市武协吴式太极拳研究会名誉副会长。

太极门素有"太极十年不出门"的说法，人才难以培养，后出乏人。杨鑫荣却是后起之秀。人到中年，风华正茂，带有三十余名学生，还是两个跆拳道青年队的业余教练。他将太极功夫的不丢不顶融入跆拳道技艺，他的学生于1999年在香港获得78公斤级亚洲杯冠军。

作为太极门后起之秀，杨鑫荣"秀"在哪里呢？

由于得天独厚的学拳条件，杨鑫荣自幼在爷爷的教导和来往于杨门的各家各派前辈和各界人士的影响下，博采众家知识，神往中华传统武术文化，很早就萌生了跟爷爷学拳练武的想法，最迷的是爷爷的松柔功夫，立志将来也要成为像爷爷那样身上松柔透空的人。那时候，他常常在上学前到爷爷的屋里，将手伸进爷爷的被窝"听劲"，折腾一阵后被打得跳了起来，才高高兴兴去上学。晚上睡前再练一阵，蹦跳不止，爷俩高兴，满足了才去睡觉。

太极拳讲究自然，用意不用力，空松是浑身上下从里到外的规矩。杨鑫荣练拳时，一旦破了这个规矩，爷爷便及时纠正。可以说，他是空手空脚练的拳，空着身子出的功夫。现在的杨鑫荣，行功走架举动轻灵，安舒中正，松柔圆活，阴阳变化循规蹈矩，让人似看到了他爷爷当年的影子。他的训练从实战出发，几个人按住坐卧在地的他，他可使瞬间按他的人倒了而他却站了起来。这样的技艺让人惊叹，事实证明，杨禹廷的松柔太极功夫后继有人。

在日复一日的勤习苦练中，杨鑫荣深刻思考着，到底什么是太极拳？他从听劲中体验到，太极拳是高文化品位的艺术，是阴阳转换中的松柔动态运行艺术，要以心脑练太极拳，精益求精地探求太极拳的真谛。每一个动作都要弄清楚与上下动作的内在联系和阴阳变转。如果过去练拳是填鸭式的吞食，那么今天就要细嚼烂咽，体验动态艺术的愉悦，体验立体审美的味道，体验人体的生命运动。

杨鑫荣常常深情地说："不管你喜欢不喜欢，也不管你爱它不爱它，只要你看一眼便会驻足再看看，这就是太极拳艺术迷人的欣赏性。缓匀又抑扬顿挫的节奏，向你展现虚实变化之美，这也是拳之感染力，令世人倾倒。"三十多年前杨禹廷大师就说过："太极拳就是两个势子，一阴一阳一通百通。"他反对到外边去蛮力推手。当代还有一位拳家也说过"太极功夫是练拳练出来的，不是推手推来的"。

杨鑫荣深知修炼太极功夫是从拳架修炼而得。日复一日，循规蹈矩按拳理拳法研习拳架，准确把握太极拳之特性，就会如王宗岳说的"由着熟而渐悟懂劲，由懂劲而阶级神明"。他发现越自然越是太极拳的本质，也就是老子说的"道法自然"。

笔者认识杨鑫荣有三十多年了，他练拳艰苦且善用心思研修。他对我说："太极拳很难练，不能因为练拳艰难就不去发展，不去传播。我的学生和接触过的拳友，以前对太极拳都有过误解。今后绝不能因为我，仍使他们对太极拳再生误解，要让他们知道什么是太极拳，知道太极拳的味道。"他的话,带着向学生传授优秀传统文化的社会责任感。他意味深长地告诉我:"把对太极拳有执着追求、有认识的人扛在肩上,以启发式尽快把握太极拳,让他们比我站得高、看得远,是我一生中最大的幸事。"

(注:本文作者系当代著名太极拳名家 本文原刊于《武魂》2000年第 11 期)

谈杨鑫荣老师太极拳教学特点

王玉林

太极拳是中华传统武术文化的瑰宝，影响遍及海内外。在太极拳发展的历史进程中，涌现出了一大批德艺双馨的武术名家。吴式太极拳第三代传人杨禹廷（1887 — 1982 年）先生即是其中的杰出代表之一。杨禹廷先生毕生致力武学，武功精湛，武德堪为大家风范，为武林同道景仰。杨鑫荣老师系杨禹廷先生长孙，自少年时起即随祖父学练拳械，深受杨老精湛武艺的熏陶，尽得杨老追求武术至高、至精、至妙之境界。杨禹廷先生仙逝后，杨鑫荣老师矢志弘扬中华传统武术文化，淡泊名利，潜心研习拳艺，笃行不倦，敢于突破成规，博采众长，兼收并蓄，在武学方面造诣颇深。杨鑫荣老师虽未正式收徒，但他一直注重培养武学后进，分文不取。以高尚的武德、绝妙的中华武功赢得了学生们的敬重，并以其独特的教学方式、捷径的教学效果，吸引着不同层次的学生们。

我作为杨鑫荣老师的学生，有幸跟随他学拳近十年。杨老师以其独特的教学方法，使我对武术"博大精深"的认识，以及对太极拳那绝妙的击技、健身特色，在心感体悟上都有了一个全新层次上的追求。

言传身教 盘架明理

在太极拳的学习过程中，从字面上理解太极拳的运动原则和理论相对并不难，难点就在于如何正确地付诸身体动作上，这恰恰是教学的关键。杨老师将拳理通过生动形象的语言进行讲解，并通过示范动作和意领身带的手段，让学习者明其拳架依理造势的内涵和行拳路线的肌肉感觉。这是一个身体肌肉对大脑中枢传出的抽象命令信号的反应过程，需要经过大脑神经中枢不断接受身体运动系统的反馈信息，进行调整后重又传出调整命令信息的反反复复的过程，最终形成稳定的运动机能。

比如，太极拳的松、静、虚、实的动作要求，对于不同阶段的学拳者，有层次和程度上的差异。在初学阶段，松与懈散易混淆；虚与轻浮易混淆；实与滞重易混淆，等等。针对这种情况，杨老师分别做出这些易混淆的动作，让学生触摸他的手、脚、膝、腰等关键部位，通过学生的视觉及身体肌肉感觉，对杨老师所作出的正误动作加以区分、辨别。另外，再采取意领身带，手把手调整学生的肢体动作，让他们体会大脑神经中枢发出的指令在身体动作肌肉上的感觉，使其明辨是非，产生由外而内的整体上的全身感受。这种言传身教的方式，使学习者不仅在思想上理解拳理，在身体动作上也能够正确体现拳的运动原则和要求。这不但需要教学者具备高层次的技术功底与对武术的深刻理解、把握，而且还需要教学者有豁达宽广而不保守的气度。因而，杨老师这种教学方法打破了民间"宁授十手，不传一口"的保守做法。弄明拳理并非一朝一夕之功，是习拳者通过长期艰苦不懈的实践、研究而得来，所以有人轻易不外传，也是可以理解的。

杨老师这种由"怎样"到"为何"的教学方式，集中体现了他的盘架（练拳）明理的教学特点，同时，这种教学也使学生明确了努力的目标和方向，使学习者对太极拳基本技术要领有了深刻的理解、把握，达到了事半功倍的作用；还避免了学拳者急于求成、轻视套路技术练习的弊端。

因材施教　因人而异

太极拳的学习与提高是一个长期的、日积月累的渐进过程。因练习者的基础、条件、悟性在客观上存在差异，即便同时学习太极拳的两个人，其技术所达到的阶段却不尽相同。事实上，太极拳的运动技术阶段，并非像台阶一样彼此界限分明，而更近似于螺旋式上升的变化情形。

杨老师依据学生的技术水平和身体特点，采取不同的教学方法和手段，并不失时机地把握学生的学习进度。既突出每一个阶段学练的重点，又通过他的意领身带，使学生在感知上感受到、在认知上明确尚未达到的更高一层的技术境界，从而激励学生不断进取。对初级阶段的学生，强调手型、步型、身型、动作路线、三尖相对等；对有一定基础的，则强调肌肉若一、内外相合；而对更高技术层次的，则要求其体味动作的虚、静，气的吞吐或收放等。在练习动作或交手时，使其从内在的意、气、神和外在的皮毛、筋、骨多层面上把握太极拳的运动技术和战术。此时练太极拳的目标，已转向以练气、养气、入气为目的，令人真真切切地感受到太极拳内外兼修的作用，也印证了武术界"内炼一口气，外练筋骨皮"这句谚语的真谛。

无论是初学者还是多年的习练者，杨老师一向对盘架子（练拳套）要求严格。因为它是练习太极拳者"由松入柔，运柔成刚，刚复归柔，刚柔相济"的必由之路，即太极功夫从练（拳、械）中来，练是永无止境的。杨老师很形象地比喻："修炼太极拳功夫犹如雕刻一件艺术品，需全身心地投入其中。工序越多，工艺越细腻，这件艺术品就越耐人寻味，越经得起历史考验。当然，艺术品永远是存在缺憾的，但也正因为如此，人们才不会满足，才有动力去探寻更高更美的艺术境界。"

讲求科学　弘扬传统

传统武术套路，练功方法，是经过前辈们多少年的实践总结出来的智慧结晶。拳体于易，理通于医。杨老师在研修中华武术的同时，还潜心学习中医学，其骨伤推拿尤为得心应手。在他的教学过程中又一次印证了武术与中医血脉相连的关系。

杨老师特别注重学生的基本技术的规范化及其科学依据。如对步法、手法动作的方向、位置要求一丝不苟，毫不含糊，并明确肢体运动所对应的穴位和气的转化时机。再如，打挤时，手心对脉门，食指对鼻尖，不同动作的转化和衔接与相应的穴位、路线，且手与眼配合、视线变换的角度等各不相同。通过这些规范的技术动作练习，使学生感受到了身体内外的相互依存、相互制约的辩证关系，即"心为令，气为旗""意气君来骨肉臣"。杨老师的教学还表现了细致入微的特点。例如：手指要舒展，不能由于做到了肢体放松的要求而出现指端屈扣现象；实脚的脚掌、脚趾要平铺在地面上，若手指、脚趾随意或无意屈曲，则会阻碍内气由丹田向身体远端的畅通运行，从而影响太极拳的炼气、养气的作用，更影响太极拳技击能力的形成。

总之，通过以上这些例子，都体现了杨鑫荣老师的教学特点是言之有据、教之有理，和以实践为检验标准的求真、求实的科学态度。正是由于这种教学方式和态度，使学习者感悟到了太极拳理论、技术的科学性、规范性，加深了学习者对武术文化渊源的认识，激发了学习者继承弘扬传统文化精粹——太极拳乃至整个武术的信念。因此，杨老师讲授太极拳的同时，也展示出了中华民族传统文化的科学魅力。

（注：本文作者系清华大学副教授、武术硕士、杨鑫荣先生早期学生之一 本文原刊于《武当》2001年第9期）

论太极拳松功（节录）

祝大彤

什么是太极门松功呢？松功是太极拳练家终生追求，一世修炼最高境界的功法。简洁地说，松功是内外双修，内求心神意念放松，神经安舒，头脑清静；先求心意松，而后肢体松，从脚到顶，脚、踝、膝、胯、腰、肩、肘、腕、手等九大关节松开，且节节贯串，举动轻柔，顶上虚灵，周身全体不着力，形于手指，肢体肌肤干净。

太极拳的体能要求九大关节放松，还要求溜臀、裹裆、收腹、舒展前胸、圆背，而关键是收吸胸窝，收吸小腹两侧的腹股沟。拳论明示："关节要松，皮毛要攻，节节贯串，虚灵在中。"太极拳盘拳练功举动必须轻灵，这是太极拳之特性。要按照太极拳的拳理拳法、阴阳学说规范动作，循规蹈矩，一丝不苟，否则将一事无成，一生盲练。

笔者有幸见到过京城已故三位太极拳名家：寿星——太极拳大师吴图南；松柔艺术大师杨禹廷；杨式太极拳在京掌门汪永泉大师。他们的人生道路不同，文化素养各异，但他们的松柔功法艺术相似，令人叹为观止。

早在20世纪70年代，在杨禹廷大师家中，我就急于想求到松柔功夫。可老拳师明示，要我扎扎实实、循规蹈矩地练拳。大师语重心长地说："咱这太极拳就是两个势子——一阴一阳，一通百通。"事隔30年，偶然在一篇文章中见到太极名家杨振基先生说："推手不能长功夫，功夫是拳上练出来的，不是推手推出来的。"一位是吴式太极拳宗师，一位是杨式太极拳名家，一长一少同一祖宗，练法不同，而谈经论道体验相同，道出太极拳训练之真谛。

太极拳博大精深，难求不好练。台湾一位太极名拳家认为，不能专心技艺之苦练，其成功率仅为百分之一二，其余皆成就渺茫。笔者认为，凡盲练者，对太极拳不具深刻的认识，对拳之意义理解肤浅，有甚者，打了几天拳或根本不练拳而热衷于推手，推来推去，只是摇头摆尾，闪腰挪胯，有了一些灵活的小窍门，拙法加本力而已。走上一条与太极拳拳理相悖的弯曲小径。

杨禹廷大师，一生与太极拳结下不解之缘，每天盘拳不辍。在他96岁仙逝的那天上午他还在练拳。老拳师终生研修太极拳，一代宗师，堪称楷模。有没有练拳练出松柔功夫的？有！杨禹廷大师晚年期间用短短几年时间培养出几位松功较好的学生。他的长孙，青年太极拳家杨鑫荣，就是松功、技击比较全面的佼佼者。他刻苦用功，夏天练拳，手指往下滴汗，汗水湿满拳场；冬季不论大雪封路，寒风刺骨，每晚都在北京皇城下，单鞋光手盘拳，浑身发热，手冒热气。

杨鑫荣对太极拳道深入研习，悟性好，周身松空，穿着上衣，袖筒里空空的不像有胳膊，倘若站在他身面前，腿软打晃，进也进不来，跑又跑不了。杨鑫荣在爷爷的点拨下，潜心研修，不负众望，掌握太极松柔和技击功夫比较全面。他带领30多名学生，训练从实战出发，从不假作让手，客气出招。技击场上实打实，动真格的，不管你是谁，拿着什么器械从四面八方袭来，都讨不到便宜。青年太极拳家把握了"以静制动，后发先至，阴阳相济""一处有一处虚实处处总此一虚实""动急则急应，动缓则随缓"等拳之真谛……

肩在拳论经典哲学著作中落笔不多。太极拳十分重视松肩，常将松肩和垂肘联系在一起。松肩垂肘是不是松功大成呢？不能这样认识。笔者谈的松肩不是一般的松肩，不是肩的小灵活、小窍门。在技击场上，能以晃肩、摇肩、躲肩化解对方来力。松肩不是这般容易，从脚到手九大关节不放松，不能达到节节贯串，单独去松肩是不可能的。而松肩是周身空松后的最终功成。

已故太极拳松柔艺术大师杨禹廷的肩是个空的，以手去按会有跌入深谷，但没有底的感觉。他的长孙杨鑫荣先生，穿着上衣，袖筒里似没有肩肘和大小臂，松肩跟收吸胸窝是密不可分的，肩真正松开，按之有追不上的感觉。拳友可以在实践中体验。肩是身体的一部分，整体松柔功夫达到上乘，肩自然放松。说到底，还是要在拳里修炼。

太极拳博大精深，说到根子上是道法自然。只要修炼方法对路，在名师指点下得到松功并不难。

（注：本文作者系当代著名太极拳名家　本文原刊于《武当》2000年12期）

杨禹廷拳法——精编养生二十一式太极拳，是经杨禹廷宗师长孙杨鑫荣先生提议，笔者杨霏（少云）在父亲的亲身指导及大力支持下创编完成的，可以说，是有着血脉与法脉双重传承的"新行功"套路，与传统的"杨禹廷八十三式"太极拳同宗、同源。

之所以称其为精编，是因为就创编此套行功套路的初心而言，我们力求于以最精简的动作，经过最合理的编排，在不失"杨禹廷八十三式太极拳"原则与特色的基础上，以最简单的表现形式来发挥出最深邃的太极内涵。这内涵一方面是指功夫性的内涵，另一方面，则是指文化性的内涵。

这种精编与改变，可以说是为了适应当代社会环境，满足当下练习者需求所必须要做出的改变。随着时代的变迁，社会的进步，人们更加讲求速率，除了那些已经拥有了极大财富，可以任意支配自己时间去慢慢享受生活，体悟生活的少数人，就大多数人而言，都在试图寻找出一条捷径，在最短、最快的时间内达到最好、最佳的效果，如此一来，便使得那些本来就是要靠大量的时间积累，才能达到相应成就的功夫类功法或技艺，出现不可逆的没落之势。在此现状下，精减套路是必然的趋势，但精减套路不能以丢掉内涵、放弃原则为代价，而是要以简化套路为手段，使其核心内容更加突出、明显，更加易于理解与把握。在不失特色，保持原味的前提下，为大家开拓出一条简单、明了、易学的修习道路，开启一扇通达且究竟的方便"法门"。

此二十一式是以传统"杨禹廷八十三式"太极拳为基础，为依托，从中选取出二十一个经典的太极拳式为素材，在杨鑫荣先生的指导与帮助下重新整合创编出来的，以养生、抗老、防病、延年为主要修习目的的健身方法。

正所谓"尝滴水而可知百川之味"，虽然，就二十一式的深广度而言，不能完全地涵盖整套"八十三式"的内容，但就其精纯度与原则性来说，此两者一般不二，故而可言，二十一式足以满足任何程度的修习者的任何需求，同时还可以对太极拳练习者起到学习参考及规范指导的作用。

从外形上看，他与传统"八十三式"一样，"有松、柔、圆、缓、匀"等特点，在整个行拳过程中，也同样要求各式动作要安稳舒展、轻松柔和、连绵不断，既要使肢体关节、肌肉依照一定的次第、程序，在运动过程中达到节节贯串，又要同时达成全身的整体性与协调性，从而使练习者周身内外都能够获得良好的休整与锻炼。就心理而言，要求练习者在练习过程中时刻保持"清静，专注"，逐步达到"以意识引导动作"的状态。因此，通过练习二十一式可以在强健身体的同时，消除人们在日常生活中因压力过大或身体疲劳所带来的紧张与僵硬，达成对自我身心的调养与放松效果。通过长时间的身心练习，练习者会自然而然地处于"安稳、平静"状态，培养出沉着、忍耐、坚韧、不屈、机敏的优良品质，从内而外地完成自我的修养与改变。

另外，其所具特点完全与"杨禹廷八十三式"太极拳之特点相应，即：

1. 行拳时，以圆周、角度配合八方线的概念，来确定、规范行拳时手、眼、身、步的运动标准。

2. 讲求"意形并重"，同时注重意念、动作、视线与神的相互配合。

3. 对各式的起止点位、运动路线、进退屈伸的尺寸，及旋转变化的角度等细节均有明确规范、严格要求。

4. 动作细腻连贯，轻柔舒缓，连绵不断，结构严谨缜密，每个式子在完成后及过渡间，均要做到虚实分明，重心转换要准确到位，切实达到"清晰明确、大虚大实"的标准。

5. 进步时以"手引脚"为原则，退步时以"脚引手"为原则，运动过程中，身体要时刻保持"中正安舒"，切勿有俯仰、起落、摇摆等妄动。

（注：关于八方线的具体概念与基本手法、步法详见前文瑜伽篇第四章清瑜伽行功十三式基础）

第一节　精编养生二十一式太极拳动作详细解说

> 本套架势共为二十一式，分成三段、72 动，每式的动作均为双数，最少的 2 动，最多的 10 动。太极式并无动作，不在二十一式之内。

一、太极式（如图 2.4.1）

面对正前方（正南）并脚站立，身心虚静，周身松力，头顶正直，舌尖抵上腭；两眼平远视；两臂下垂，掌心向内，指尖下指；意在两掌的指尖；重心平均在两脚。

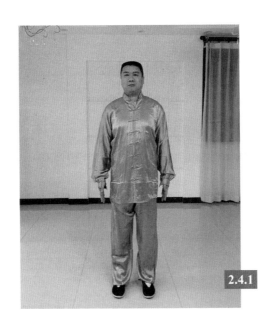

2.4.1

二、第一段：七式（三十六动）

（一）预备式（四动）

1．左脚横移（如图 2.4.2）：左膝松力，微屈；全身重心集于右脚；左胯微舒，左脚向左横移，大趾虚着地，两脚宽度与两肩相同。眼向前平远看；意仍在两掌指尖。

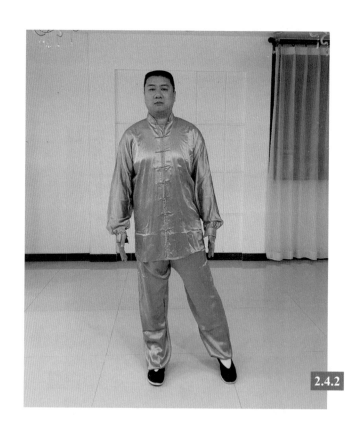

2.4.2

2．两脚平立：左脚渐渐落平，重心平均在两脚；视线与意均不变。

3．两腕前掤（如图 2.4.3）：两掌指尖微松，两腕向前舒伸，两臂即自然前起，以起至与肩平为度，宽与肩相齐；指尖松垂；意在两腕；重心与视线均不变。

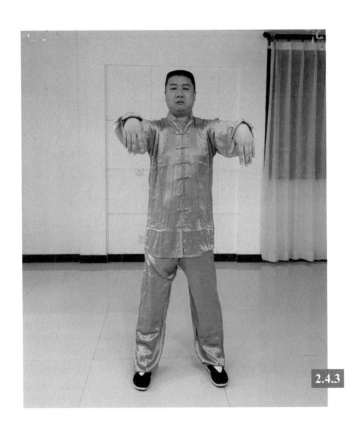

2.4.3

4. 两掌下采（如图 2.4.4）：两膝松力，身体渐向下蹲，以膝盖与脚尖成垂直线为度；提顶，松腰，溜臀，重心集于两脚；同时（即于身体下蹲时），两掌的指尖向前下方舒伸，至极度时，自然向后收敛，掌心如扶物，收至两掌的大指贴近两股外为度，掌心向下，指尖向前；意在掌心；视线不变。

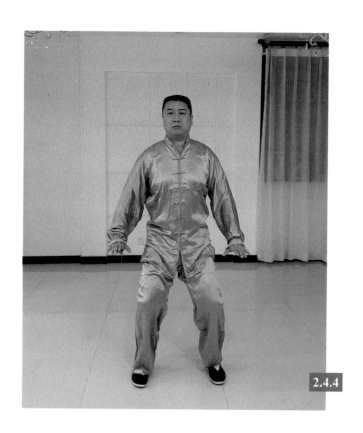

2.4.4

（二）揽雀尾（八动）

1. 左抱七星，又名看式（如图 2.4.5）：松腰，尾闾右后下，重心移于右脚；同时，左掌以食指引导向右前斜坡上，掌心逐渐翻转向内；大指遥对鼻尖；右掌以大指引导向左前斜坡上，至大指贴于左臂弯为止，掌心斜向左下方；左腿向前舒直，脚跟虚着地，脚尖上翘，重心集于右脚（成右坐步式）；两眼从左大指尖上方平远看；意在左掌掌心。

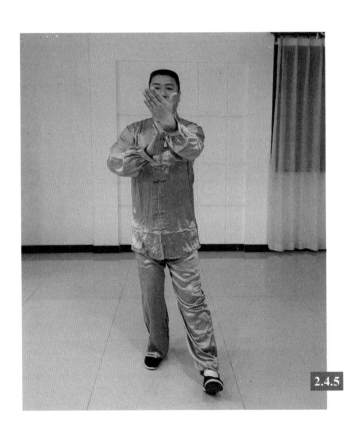

2.4.5

2. 右掌打挤（如图 2.4.6）：左脚渐向下落平，左膝弓出成左弓步，右腿舒直成箭步；同时，右掌以掌心向前推出，左掌以小指引导而下松，肘尖即向上移，以指尖与肘尖横平为度，此时，左掌的掌心向内，指尖向右，而右掌则推至左腕脉门处打挤，掌心向外，指尖向上，食指尖遥对鼻尖；眼随右掌食指尖上方向前平远看；重心集于左脚；意在右掌掌心。

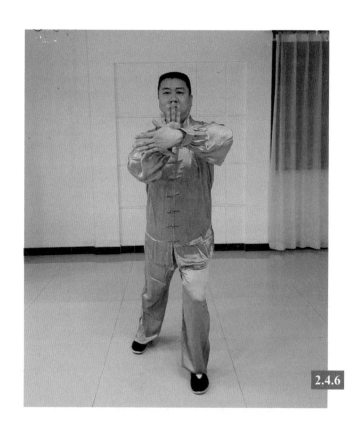

2.4.6

3. 右抱七星（如图 2.4.7）：左掌不动，右掌掌根沿左掌大指向右前上方移动至指尖处，视线随右食指尖转移；左脚跟着力，脚尖虚起向右转 1/8（对西南方）；右掌以大指引导向前渐伸渐转，至正西方时，掌心即翻转向内，大指遥对鼻尖；同时，身亦随之向右转向正西，右脚跟虚起，向左转 1/4 后，扬右脚尖（成左坐步式）；左掌则随右掌翻转而下撤，至大指贴于右臂弯处为止；眼从右大指尖上方向前平远看；重心集于左脚；意在右掌掌心。

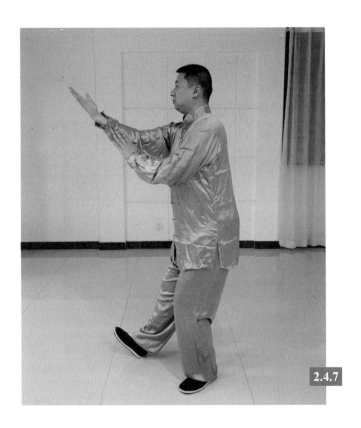

2.4.7

4. 左掌打挤：动作与"右掌打挤"（如图 2.4.6）相同，只左右肢相反，及方向有别（此式向正西方）。

5. 右掌回捋（如图 2.4.8）：右掌以小指引导向右前方舒伸，掌心翻转向下，左掌随而翻转向上，中指扶右腕脉门处，至右臂舒直与右脚小趾上下成一直线时，身向后坐，重心移于左脚（成左坐步式）；同时，右肘松力，右掌循外弧形线向左后下成斜坡的回捋，左掌中指仍扶右腕随之。右肘贴近右肋下时，肘尖右后下，与肩成垂直；腰向左后下松力，右肘随腰往后，由肘以前松力，右掌心翻转向上，左掌心随转向下；意在右掌掌心；而眼则始终看右掌食指尖。

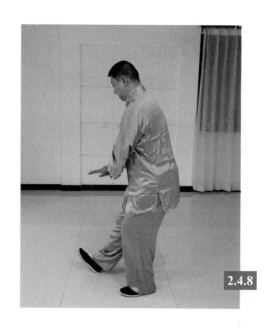

2.4.8

6. 右掌前掤（如图 2.4.9）：右掌以食指引导循内弧形线向左前上方舒伸，至左脚前时，弓右膝；同时，右掌继续转至右前方，至右臂舒直（到右前 1/16）与右脚成一直线时止，重心集在右脚；眼看右掌食指尖；意在右掌掌心。

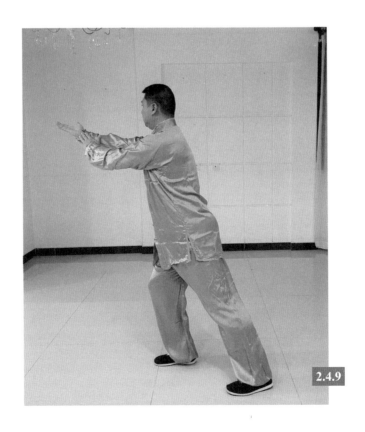

2.4.9

7. 右掌后掤（如图 2.4.10）：身向后坐成左坐步式；同时，右肘松力右掌向左后方走外弧形线，左掌随之，至右掌转到右耳旁、眼与大指及中指成一直线时止；重心在左脚；视线始终在右掌食指尖；意在右掌掌心。

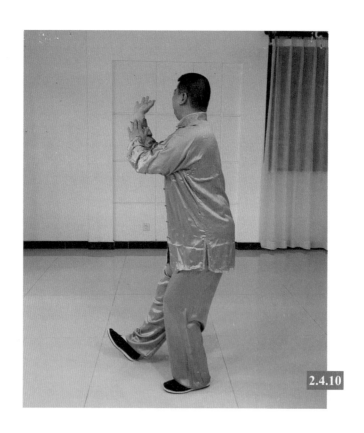

2.4.10

8. 右掌前按（如图 2.4.11）：腰微松；右肘尖微向前下松垂；右脚尖向左转 1/4（脚尖向正南）；同时，右掌循右脚尖下落方向往前按出，掌心向外，指尖向上，俟右脚尖落平时，右掌以大指引导向右前方转 1/8（西南隅）按出；右膝弓足，重心集于右脚；视线在右食指尖；意在右掌掌心。

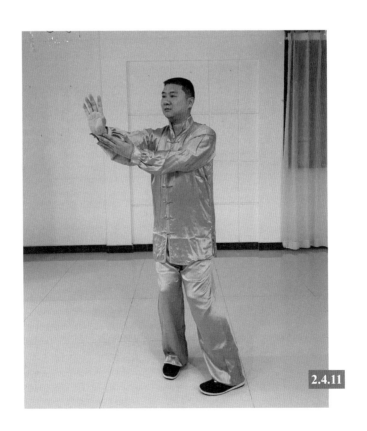

2.4.11

（三）斜单鞭（两动）

1. 右掌变钩（如图 2.4.12）：右腕松力，右掌五指指尖聚拢成钩，右腕向上凸起，钩尖向下松垂，视线换在右腕；左脚向左后方（东北方）斜撤，脚尖虚着地；重心仍在右脚；视线与意均在右腕。

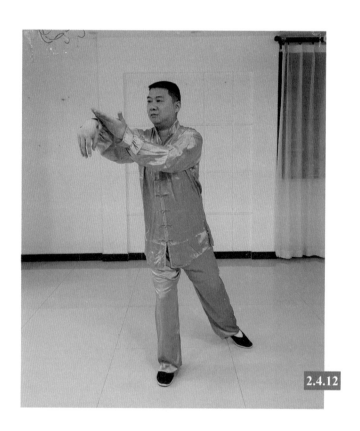

2.4.12

2. 左掌平捋（如图 2.4.13）：左掌以食指引导由右腕下逐渐向左（走外弧线）移动，掌心与眼相平；眼看左掌食指尖，左掌移到两脚正中时，左脚跟向右收落平；腰部松垂，重心在两脚，左掌以小指引导，掌心逐渐向外翻转，至左脚尖前为止，掌心向外，指尖向上；视线在左掌食指间；意在左掌掌心。

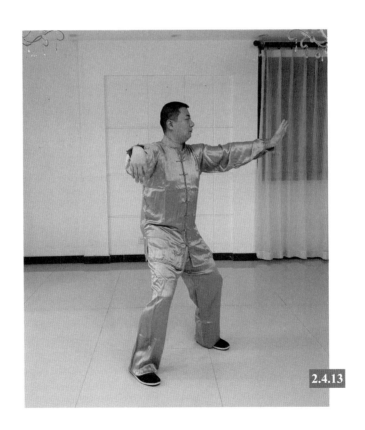

2.4.13

（四）提手上式（四动）

1. 半面右转（如图 2.4.14）：左脚尖向右转 1/8（脚尖向东南）；视线离开左掌食指尖向右前 3/8 移动；同时，身向右转 3/8 面向正南，身向后坐在左坐步式；同时，右钩五指舒伸变掌，松肩垂肘，右掌大指遥对鼻尖，左掌大指贴于右臂弯；重心在左脚；眼从右大指尖上方平远看；意在右掌掌心。

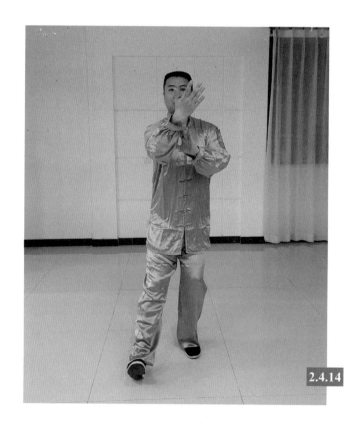

2.4.14

2. 左掌打挤（如图 2.4.15）：同揽雀尾第四动"左掌打挤"（向正南）。

3. 右掌弯钩（如图 2.4.16）：右掌五指聚拢变钩，向前上（微偏右）提，身随腕而上长，左脚虚净，随身之上长而收至与右脚相齐；同时，左掌下按，至大指横贴于脐下为止；视线与意均在右腕。

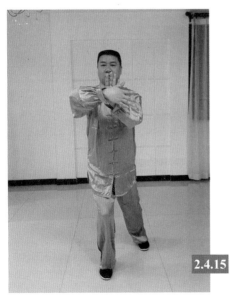

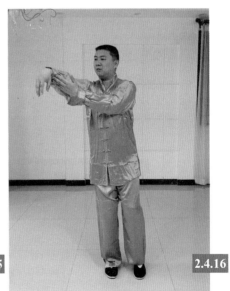

4. 右钩变掌（图 2.4.17）：右钩上提，以小指引导渐向上翻转变掌，掌心向外前上方，指尖斜向左上方；眼从右掌食指尖上面仰视远方；重心仍在右脚；意在右掌掌心。

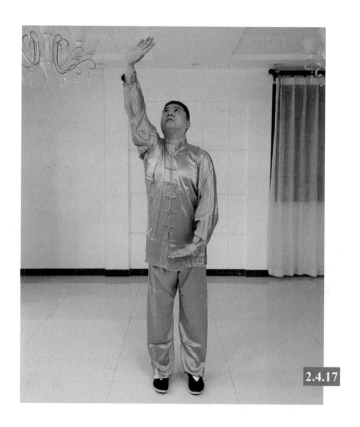

2.4.17

（五）白鹤亮翅（四动）

1．俯身按掌（图 2.4.18）：视线在右掌食指尖，逐渐向前俯身，俯至右掌（掌心向外）与肩相平时视线在注左掌食指尖，左掌向下按至极度为止；俯身时两腿直立，膝部不要弯曲；重心平均在两脚；意在左掌掌心。

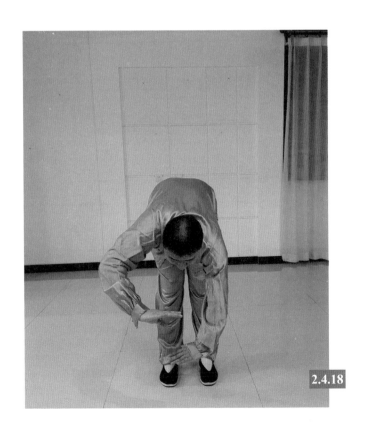

2.4.18

2. 向左扭转（图 2.4.19）：左膝松力，左掌指尖下垂（视线仍在左掌食指），以大指引导掌心向左翻转而逐渐向外，转 1/4（至正东）到左脚心外侧为度；视线移注于左掌中指指尖；同时，右掌亦随上身而转向正东，掌心向外；重心集于左脚；意在左掌掌心。

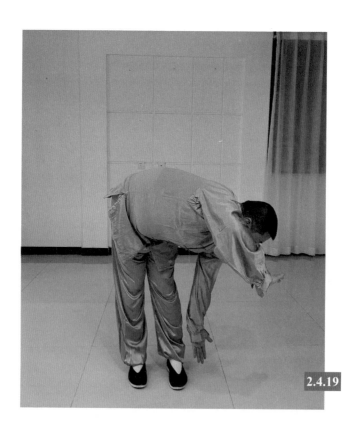

2.4.19

3. 左掌上掤（如图 2.4.20）：左掌以中指引导向外舒伸到极度，左臂自然上起，左掌升至头顶以上向右前上方转正（仍向正南），同时右掌随而转正，两掌掌心向外，食指尖均上指；眼由两掌中间向前上方仰视；重心仍在左脚；意在两掌掌心。

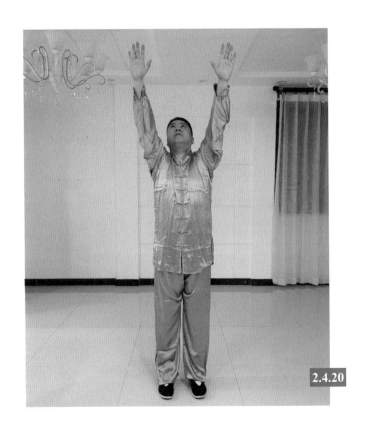

2.4.20

4．两肘下垂（如图 2.4.21）：两膝松力，渐向下蹲身；同时，肩肘腕腰胯各部均松力，两肘尖渐下垂，两掌渐随肘落而向内转，至两腕与两肩相平，掌心转向内为止；重心平均在两脚；眼由两掌中间平远看；意在两掌指尖。

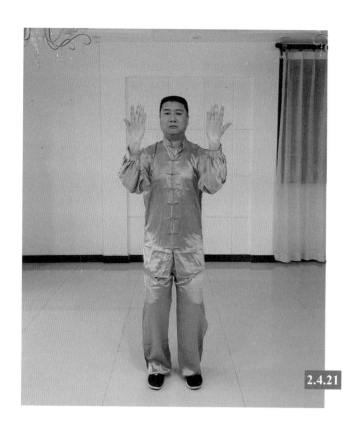

2.4.21

（六）搂膝拗步（十动）

1. 左掌下按（如图 2.4.22）：左掌以小指引导掌心向左前下方（转1/4 而至正东）按（掌心如扶物），以左臂舒直为度；同时，右腕松力，腕在右耳旁，掌心向下，指尖向前，上身随视线（看左掌食指尖）之转动而向左转；重心集于右脚；视线不离左掌食指尖；意在左掌掌心；继而左脚向前移半步（开正步，面向正东），脚跟着地，脚尖上扬。

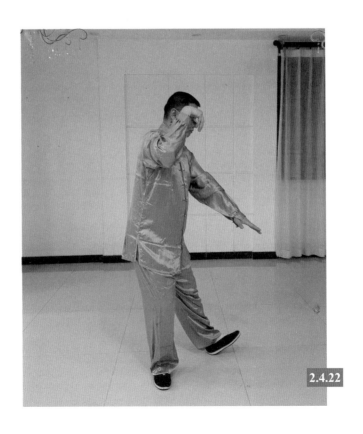

2.4.22

2. 右掌前按（如图 2.4.23）：左脚尖逐渐落实，弓左膝成左弓步；同时，右掌自右耳旁以无名指引导向前（正东）按出，掌心向外，大指尖遥对鼻尖；同时，右脚跟微向外开；左掌在左膝外侧；重心集于左脚；眼经右大指尖上方平远视；意在右掌掌心。

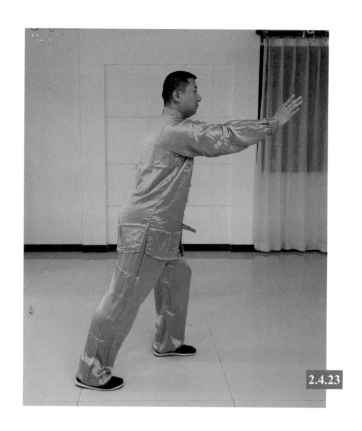

2.4.23

3．右掌回捊（如图 2.4.24）：身向后坐成坐步式；同时，右肘松力渐向右下撤至右肋为止，掌心向左，指尖斜向上；重心集于右脚；眼向正前平远看；意在右掌掌心。

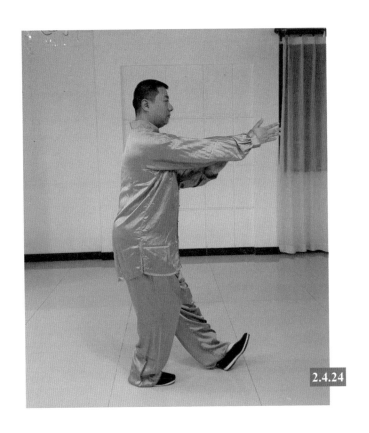

2.4.24

4. 左掌前掤（如图 2.4.25）：同揽雀尾之"左抱七星"式动作。只方向不同（此系向正东）。

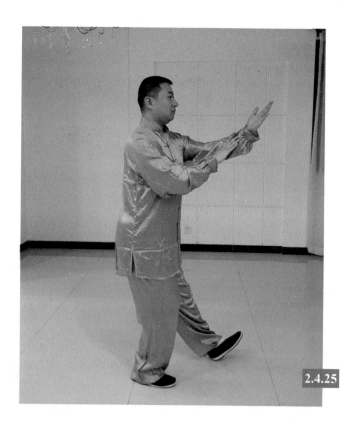

2.4.25

5. 左掌下按（如图 2.4.26）：左掌以小指引导向左前下按，掌心对左脚大指，视线随左掌食指尖向前下看；同时，右腕松力上提至右耳旁；重心仍在右脚；意在左掌掌心。

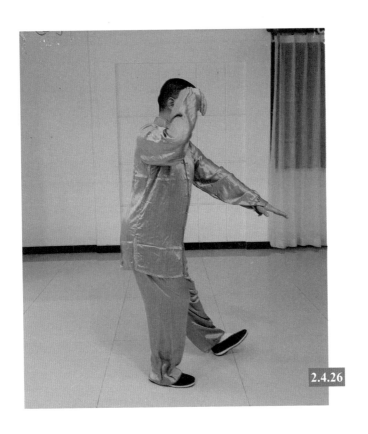

2.4.26

6. 右掌前按（如图 2.4.27）：左脚尖逐渐落平；抬头，视线逐渐向前平视，弓左膝成左弓步式；右掌以无名指引导向前按出，掌心向外，大指遥对鼻尖；左掌在左膝旁；重心在左脚；眼从右掌大指尖上方平远看；意在右掌掌心。

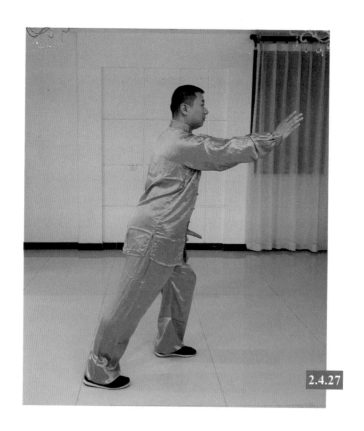

2.4.27

7. 右掌下按（图 2.4.28）：右掌以食指引导向前下按，至左膝前为止；同时，左腕松力，上提至左耳旁；重心仍在左脚；视线在右掌食指尖；意在右掌掌心。

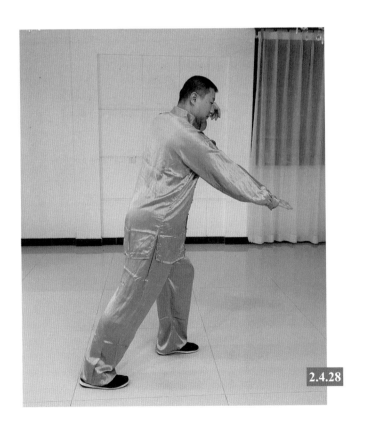

2.4.28

8. 左掌前按（如图 2.4.29）：抬头，视线逐渐向前平看；提顶，立腰，虚右脚跟，松右膝，右脚向前迈出落平成右弓步式；左掌向前按出（形式与"右掌前按"相同，只左右肢不同）。

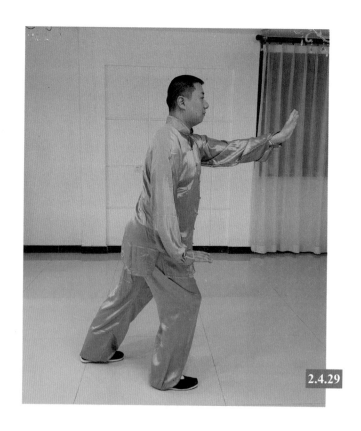

2.4.29

9. 同"右掌下按"，只左右肢互换（如图 2.4.30）。

10. 同"左掌前按"，只左右肢互换（如图 2.4.31）。

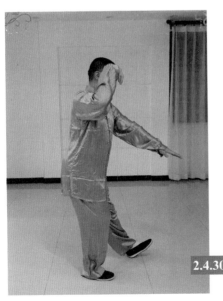

2.4.30

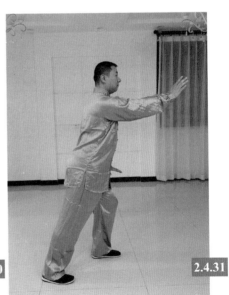

2.4.31

（七）抱虎归山（四动）

1. 双掌前伸（如图 2.4.32）：两腕松力，食指指尖向前舒伸，右掌掌心向下平按；同时，左掌缓起，与右手平齐，重心完全集于左脚；视线由两掌中间平远看；意在两掌掌心。

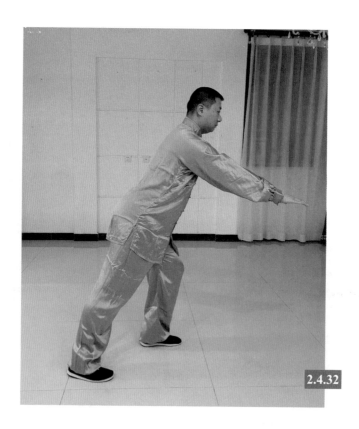

2.4.32

2．两掌展开（如图 2.4.33）：右掌以食指尖引导向右移动 1/4（正南方）时，右脚以脚尖为轴，脚跟虚起，向左移，以脚尖向南脚跟向北为度；右掌再继续向右移动 1/4（正西方），左脚跟向左移，亦以直向南北为度。当右手向右前方移动时，左掌向左展开，两掌掌心向下，两臂均与肩平；重心集于右脚；视线注右掌食指尖；意在右掌掌心。

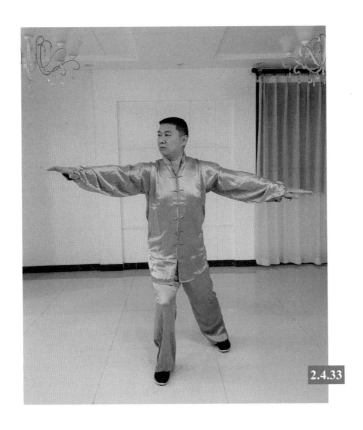

2.4.33

3. 两掌上掤（如图 2.4.34）：右掌以大指引导，掌心渐向右上翻转，转至极度时，身随掌起，左脚收到右脚旁虚着地；同时，左掌跟随右掌，与右掌成同样动作；两掌到正前上方处腕部交义，左掌在外，掌心向右；右掌在内，掌心向左；十指指尖向上；重心集在右脚；视线由交叉两掌之中间向前上方远看；意在两掌指尖。

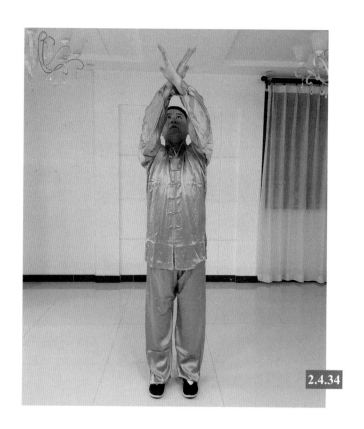

2.4.34

4. 两肘下垂（如图 2.4.35）：两膝松力，渐向下蹲身；两肩松力，两肘向下松垂，以腕与肩平为度。重心在两脚；视线由交叉两掌之中间平远看；意在两掌指尖。

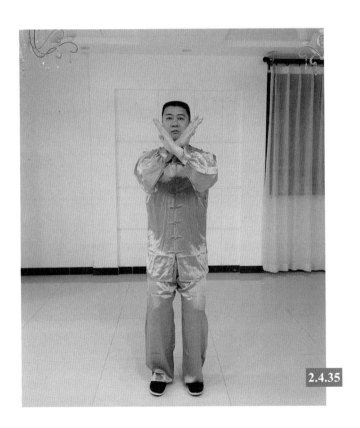

2.4.35

三、第二段：七式（二十动）

（一）左右斜步搂膝（四动）

1. 左掌斜搂（如图 2.4.36）：左掌以食指引导向左前方下按，以左掌大指到左膝左侧为度，右腕松力提到右耳旁；伸左脚（东南），成右坐步式（隅步），重心集于右脚；视线注在左掌食指尖；意在左掌掌心。

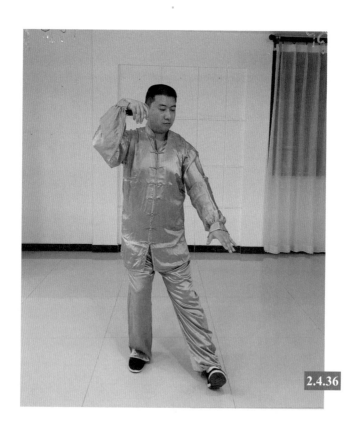

2.4.36

2. 右掌斜按（如图 2.4.37）：抬头，视线朝东南看，左脚落平成左弓步式（隅步）；右掌以无名指引导，向左前 1/8 处（东南）按出，到极度时立掌，掌心向外，指尖向上；重心集于左脚；视线经右掌大指尖上方平远看；意在右掌掌心。

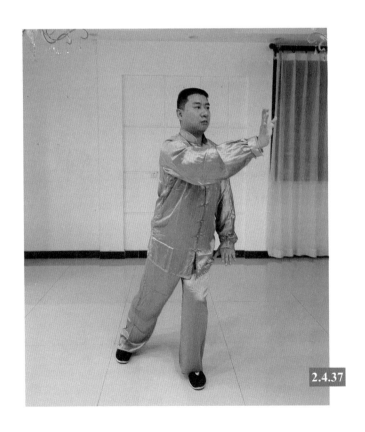

2.4.37

3. 右掌回捋（如图 2.4.38）：右掌以小指引导，掌心翻转向下，向右后方移动 1/4（到西南隅）时，左脚以脚跟为轴，脚尖向右转 1/8（向西南隅）；右掌继续移动到右膝外侧，右脚跟向右收 1/4 后，往右移半步；同时，左腕提到左耳外侧；抬头，扬右脚尖成左坐步式（隅步），重心集于左脚；视线向右前平远看（西北隅）；意在左腕。

4. 左掌斜按（如图 2.4.39）：动作与"右掌斜按"相同，唯左右肢及方向相反。

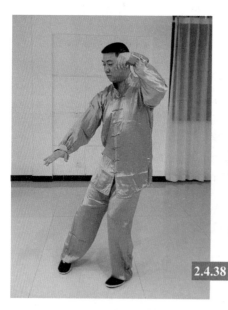

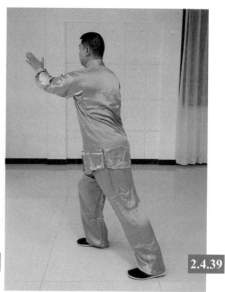

（二）斜单鞭（两动）

1. 右掌变钩（如图 2.4.40）：右腕松力，右掌聚指为钩向前上缓抬至与肩平为度；同时，左掌翻掌向上，接视线，重心仍在右脚；视线经右腕平远看；意在右腕。

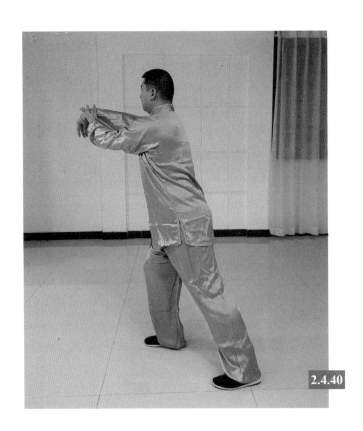

2.4.40

2. 左掌平捋（如图 2.4.41）：左掌以食指引导逐渐向左（走外弧线）移动，掌心与眼相平，眼看左掌食指尖，左掌移到两脚正中时，左脚跟向右收落平；腰部松垂，重心在两脚，左掌以小指引导，掌心逐渐向外翻转，至左脚尖前为止，掌心向外，指尖向上；视线在左掌食指间；意在左掌掌心（此时身向西南）。

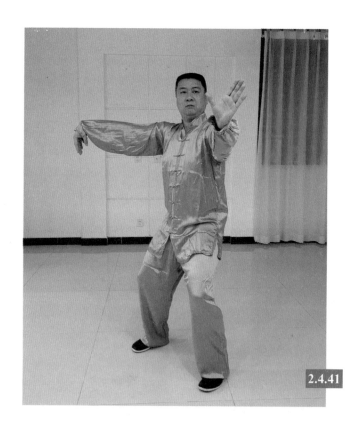

2.4.41

（三）肘底看捶（两动）

1. 左掌前伸（如图 2.4.42）：左掌向左前（东南隅）伸出，弓左膝，左腕松力，掌心向左，以食指引导向左移至 1/8（正东）时，左脚跟向右转 1/8（脚尖向正东）；左掌继续向左后抒，渐变为钩，抒至西北隅时，右脚向右横移，以合乎两胯之自然度数为止，脚尖虚着地；同时，右手钩以右腕引导向左移到正前方（正东），右腕遥对鼻尖；重心集于左脚；视线经右腕向正前平远看；意在右腕。

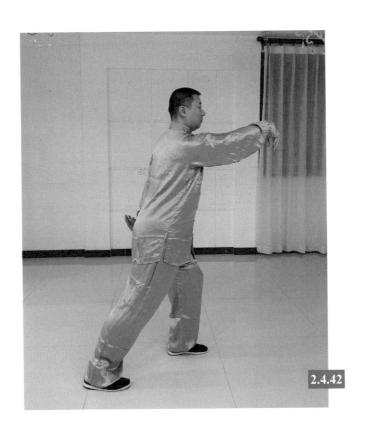

2.4.42

2. 左肘上提（如图 2.4.43）：左脚松力，坐身成右坐步式；左钩渐变为拳，拳心翻而向上，由左肋下向右斜上，经过右臂弯向前上方伸出，以食指中节遥与鼻尖对正为止，拳心向内；同时，右钩变拳，向下松撤，以拳眼贴于左肘下为度（拳眼向上），重心集于右脚；视线注于左拳食指中节；意在左拳。

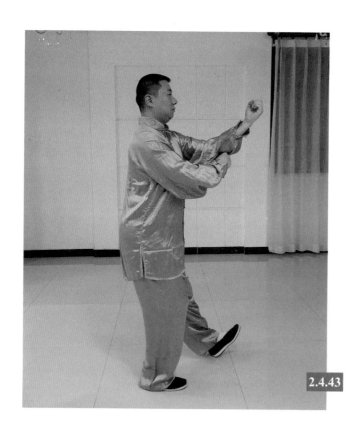

2.4.43

（四）倒撵猴（六动）

1. 两拳变掌（如图 2.4.44）：重心不动；右拳变掌，往下捋到右膝盖外侧为止，掌心向下；同时，左拳亦渐变掌，掌心向内；视线在左掌食指尖；意在左掌掌心。

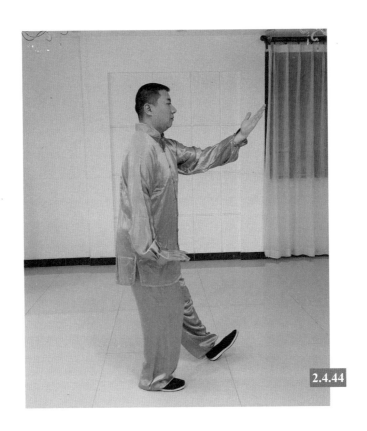

2.4.44

2. 左掌前按（图 2.4.45）：左掌以大指引导掌心向外转，转到 1/4 时（掌心向正南），左膝松力，左脚向后撤，以左腿舒直为度，脚尖虚点地，脚跟往外开，脚尖向正东；左掌继续向外转 1/4（掌心向正东），向前按出，大指遥对鼻尖；左脚跟渐落平；右膝弓足成右弓步式，重心集在右脚；视线经左掌大指正前平远看；意在左掌掌心。

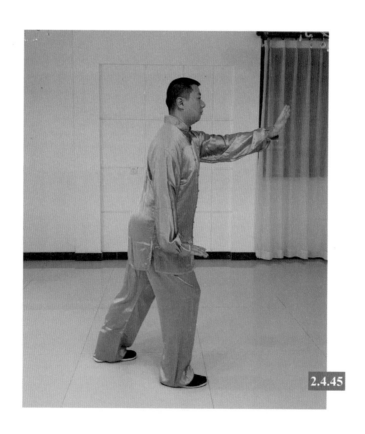

2.4.45

3．左掌下按（图 2.4.46）：左腕松力，左掌用指尖向右前方舒缓下按；同时，重心后移于左脚，扬右脚尖；左掌掌心与右脚大指上下相对；同时，右腕松力，上提到右耳外侧；重心集于左脚；视线注于左掌食指尖；意在左掌掌心。

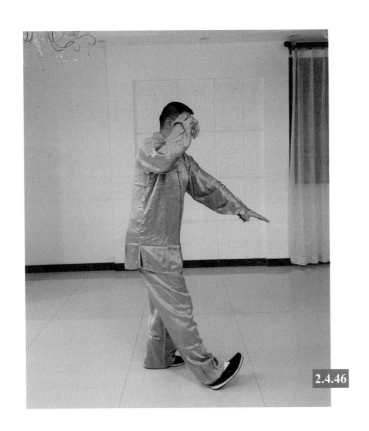

2.4.46

4. 右掌前按（如图 2.4.47）：右掌以无名指引导，向前舒伸；同时，视线离开左掌食指向左前上方移去；右掌伸到正前方时，立身，平看；右膝松力，右脚向后撤，右腿舒直，脚尖虚点地；同时，左掌回捋到左膝外侧止，掌心向下；右脚跟落平；左膝弓足成左弓步式；同时，立右掌，掌心向外，指尖向上；重心集于左脚；视线从右掌大指尖上平远看；意在右掌掌心。

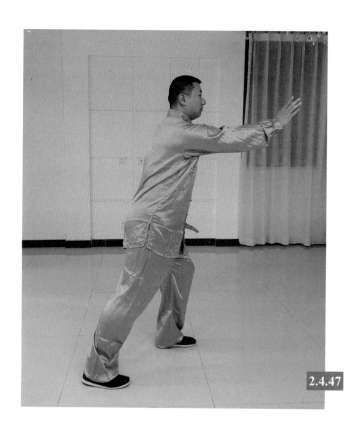

2.4.47

5. 与"左掌下按"相同，但左右肢互换（如图 2.4.48）。

6. 与"右掌前按"动作相同，但左右肢互换（如图 2.4.49）。

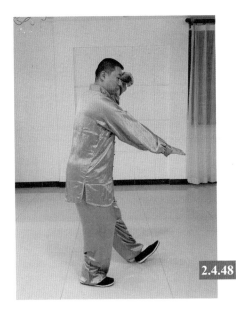

2.4.48

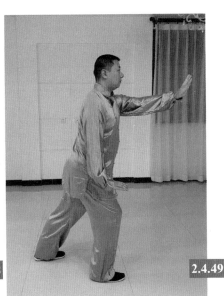

2.4.49

（五）斜飞式（两动）

1. 平臂上步（如图 2.4.50）：左掌以食指引导，掌心翻转向南的同时向前下缓落；同时，右掌以食指引导，掌心翻转向北的同时向上缓起，平展双臂于胸前，两掌掌心相对；腰微向下松；重心仍在右脚；视线平远看；意在两掌指尖；继而左膝松力，先并步，后重新开步，左脚向左前 1/8（东北隅）伸出，脚跟着地，成右坐步式（隅步），重心仍在右脚；视线不变；意仍在右掌掌心。

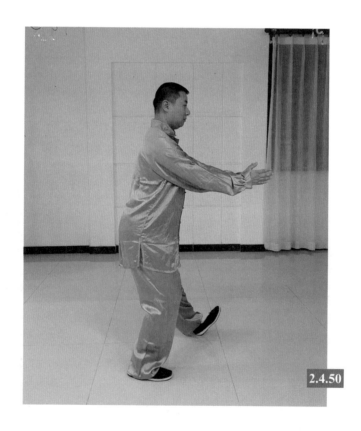

2.4.50

2. 左肩左靠（如图 2.4.51）：两肘松力，右掌以小指引导向右下垂，左掌以食指引导向左上提；左脚落平；两掌掌心虚合；弓左膝；两掌分开，左掌向左前上方移动 1/8 以腕与肩平为度，掌心斜向内；同时，右掌向右后下方虚采，以掌心遥与右踝相对为止；重心集于左脚成左弓步式（隅步）；视线注左掌食指尖；意在左掌。

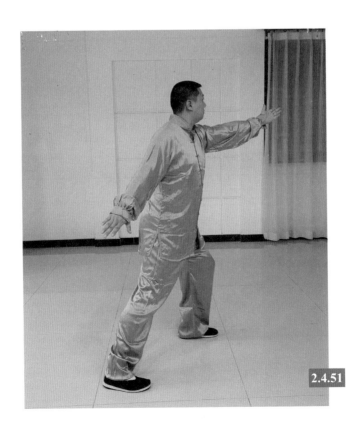

2.4.51

（六）海底针（两动）

1. 右掌前指（如图 2.4.52）：身向后坐，重心移至右脚成右坐步式；同时，右掌以食指引导，自下而上带动右臂向斜上方缓起至胸前止，高度与肩平齐，右腕松力，右掌指尖前指，掌心向左；左臂顺势自然回收，左掌虎口撑圆，掌心向右。大指轻扶右臂臂弯处。视线从右掌大指尖上正前平远看；意在右掌掌心；继而，左膝松力，左脚撤到右脚脚尖旁，脚尖虚着地；重心仍在右脚。

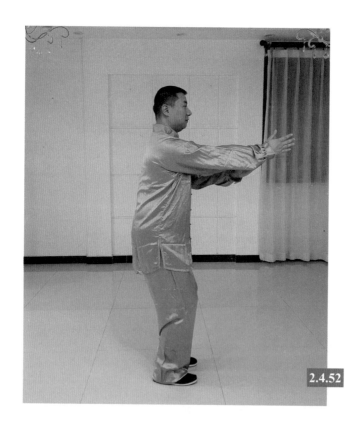

2.4.52

2．右掌下指（如图 2.4.53）：松腰；右掌腕部松力，指尖渐向两膝间下指，掌心向左，指尖向下；左掌以食指引导斜右上，使指间到右耳外侧为度，掌心向右，指尖向上；视线向正前平远看；意在右掌掌间。

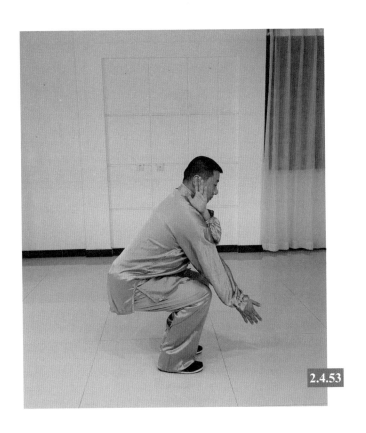

2.4.53

（七）扇通背（两动）

1. 两掌前伸（如图 2.4.54）：重心不动；右掌以食指指尖引导，渐向前上方移动，以臂与肩平为止，掌心向左，左掌由右耳侧移到右臂下，以掌心顺右臂向前伸长。

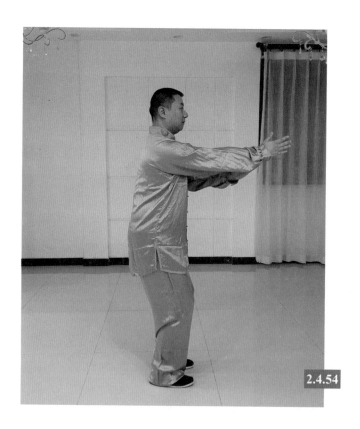

2.4.54

2. 扇通背式（如图 2.4.55）：右掌掌心渐翻向下，与左掌掌心虚相对合；视线注于右掌食指间；意在右掌掌心；伸左脚，脚跟虚着地，脚尖向右 1/4（脚尖向正南）落平；两掌分开，左掌以食指引导向右前 1/8 方向按出，掌心向外，指尖向上；右掌与左掌分开后，亦以小指引导向右后上方掤去，右肘弯曲，右掌食指斜指右眉梢；同时，松腰向下蹲身，右脚跟向左转 1/4 成骑马步式，重心在两脚；视线从左掌食指尖上平远看；意在左掌掌心。

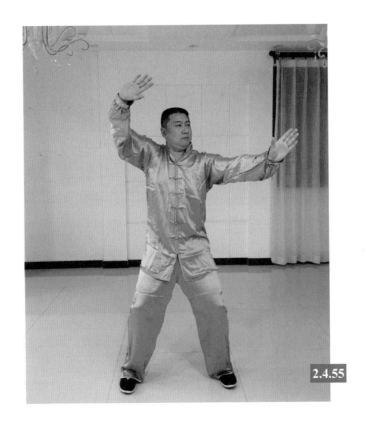

2.4.55

四、第三段：七式（十六动）

（一）进步栽捶（四动）

1. 左掌右掤（如图 2.4.56）：左掌以食指引导向右上方走弧形；视线随之；左掌移 1 /8 到正前上方时，左脚尖向右转 1/8（向西南），身向左后下方转（向正西），重心移于左脚；松右脚跟；同时，右掌变拳，拳眼贴于左掌掌心，视线注左掌食指尖；意在左掌。

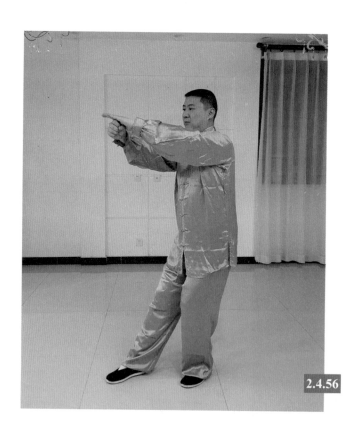

2.4.56

2. 右肘下采（如图 2.4.57）：右脚向右横移半步，重心渐向右腿移去，到右脚落平时，弓右膝成右弓步式；同时，左掌附在右拳眼上，循右膝路线随右肘之下采垂至右膝上方（前与膝齐）为止。当右脚落平时，视线由左食指尖移开向前平远看；重心集于右脚；意在左掌掌心。

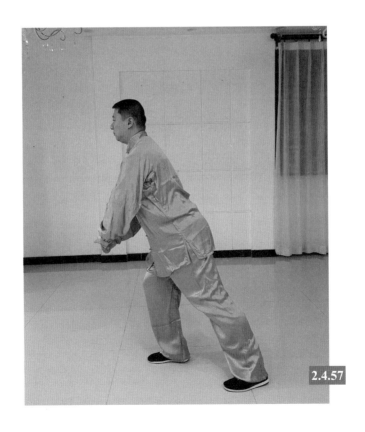

2.4.57

3. 上步搂膝（如图 2.4.58）：松左膝向左前上开正步，微立身，左掌以食指引导，掌心向左前下方（正西）按（掌心如扶物），以左臂舒直为度；同时，右腕松力，腕在右耳旁，右手松握拳，上身随视线（看左掌食指尖）之转动而向左转；成右坐步式，重心集于右脚；视线不离左掌食指尖；意在左掌掌心。

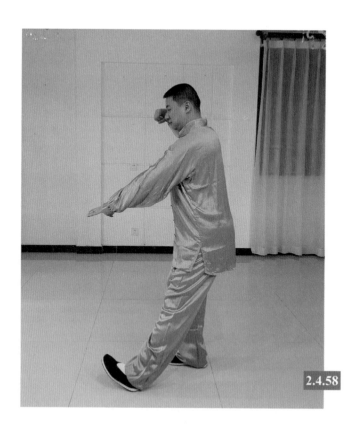

2.4.58

4. 右拳下栽（如图 2.4.59）：左掌搂膝后，右拳随左膝之前弓而向前下方伸到左脚前止，拳眼向前；左掌虚贴右臂（腕后肘前）；重心在左脚；视线注右拳食指中节；意在右拳拳面。

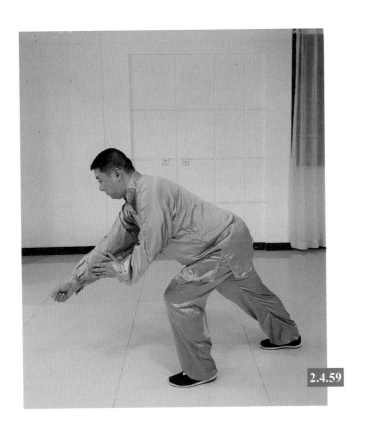

2.4.59

（二）翻身撇身捶（两动）

1. 右拳上提（如图 2.4.60）：右拳向前方往上舒长，拳眼渐转向下，右拳提高过眼时，左脚以脚跟为轴，脚尖向右转 1/4（对正北），右肘松力，以肘间引导向右后方转去，身随臂转 1/2（向正东）；重心在左脚成左坐步式，右脚跟虚起；当左掌随右拳转至 1/4（正北）时，左掌掌心抚在右肘弯上继续随转；视线先随右拳，转到 1/4 时随右肘；意在右肘肘尖。

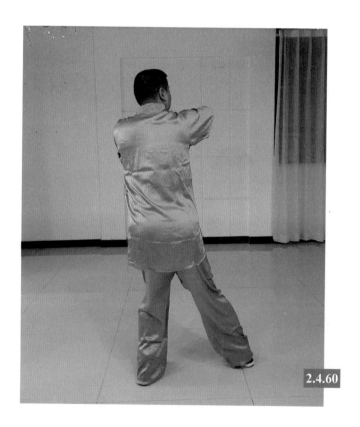

2.4.60

2. 右肘下采（如图 2.4.61）：右脚跟向左收正，向右横开（正步），脚跟着地，弓右膝成右弓步式；右拳随肘之下垂而与膝盖齐，拳眼向上；左掌仍随右拳；重心在右脚；视线先随左掌食指尖，前脚落平时，弓右膝，抬头，平远看，意在右拳。

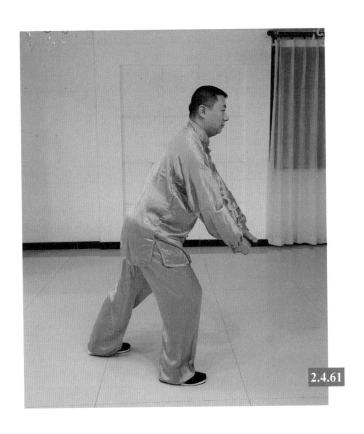

2.4.61

（三）上步双风贯耳（两动）

1. 上步展掌（如图 2.4.62）：左膝松力，向左前开一正步，左脚脚跟虚着地，扬脚尖，成右坐步；同时，两臂松力，两掌各以食指指尖引导，翻转手心朝向前上，两臂舒直，自然垂于身前，两掌距离与两肩之宽相等，重心集于右脚；视线通过两掌间上方看向远处；意在两掌。

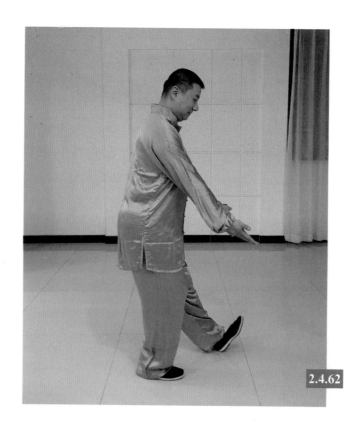

2.4.62

2. 上步贯耳（如图 2.4.63）：移重心，自右坐步变成左弓步，继而微立身，右脚向右前侧开一正步；同时，两掌各以食指引导翻转变钩，继以两腕引导两臂各向左右舒开，到高与肩平时钩变为拳，同转到正前方（正东），两拳拳面相对，（相距约三寸许）拳眼向下；同时，移重心成右弓步，重心在右脚；视线不变；意在两拳。

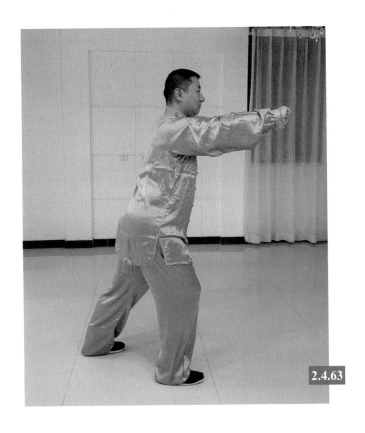

2.4.63

（四）左打虎式（两动）

1. 上步落掌（如图 2.4.64）：松两腕，两拳变两掌，双臂自然落下至极度，双掌掌心相对，两臂宽度与肩同宽；同时，松左膝，左脚向左前上一隅步。左脚跟着地，脚尖上扬；重心完全集于右脚成右坐步；视线自两掌间平远看；意在两掌掌心。

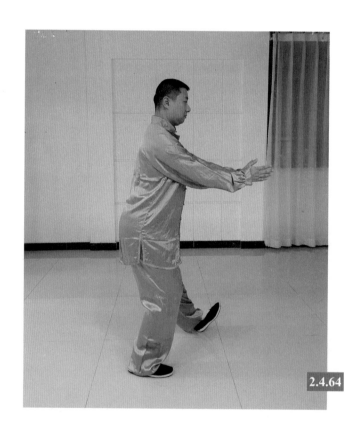

2.4.64

2. 左打虎式（如图 2.4.65）：松活两腕，双掌渐渐握拳，向左前上方伸出，左拳在前，右拳拳眼向上贴于左肘下；同时，移重心，从右坐步变为左弓步，重心在左脚；眼向右前方（东南隅）平远看；意在左拳。

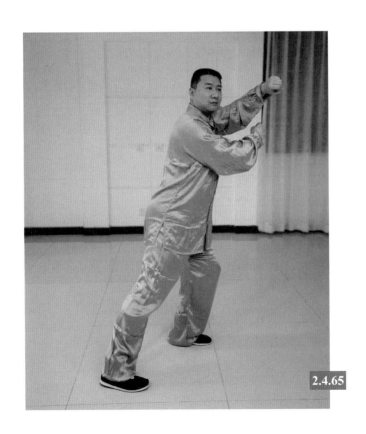

2.4.65

（五）弯弓射虎（两动）

1. 转身开步（如图 2.4.66）：保持上身动作及双拳位置不变，松左膝，左脚以脚跟为轴扣脚尖至西南，身体随之，重心集于左脚；继而右脚以脚尖为轴回脚跟至正西，重新向正西开一隅步，右脚跟着地，脚尖上扬；继而缓落双臂，左掌在上右拳在下落于身前，松沉双肘；同时，移动重心，从左坐步变成右弓步；视线看于前下方；意在左掌掌心。

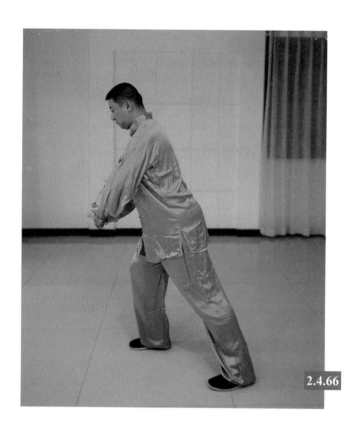

2.4.66

2. 弯弓射虎（如图 2.4.67）：松右腕，右拳变掌，双臂距离与肩同宽，指尖朝向斜下方；继而，渐将两掌变为两拳；同时，两肘松力，两拳上提到右耳外侧，右拳在上，右眼向下，与左拳之向上拳眼相对（两拳上下距离约一肩宽）；重心集于右脚；视线看向 1/8 西南隅；意在左拳。

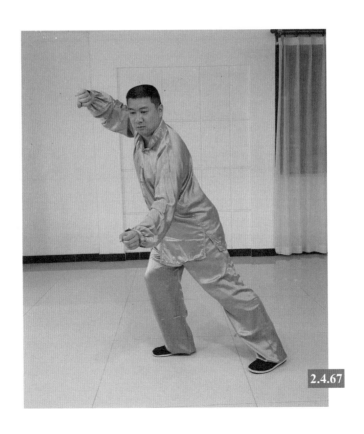

2.4.67

（六）金鸡独立（两动）

1. 双拳变掌（如图 2.4.68）：双拳变双掌，右臂向身体右侧下方回捋；同时，左脚向左前上一正步，继而双掌渐向左前捋，做下弧形运动，同时移动重心，从右坐步变为左弓步；重心完全集于左脚，右手在左膝前，右掌掌心向左，左掌轻抚右臂臂弯处；视线通过右手食指尖上方远看（正西）；意在右掌掌心。

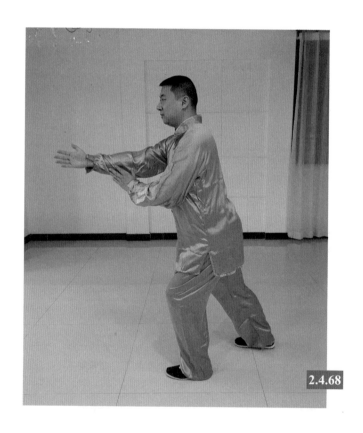

2.4.68

2. 金鸡独立（如图2.4.69）：右掌以食指引导带动右臂向正西上方舒伸，自下而上抬起，同时带动身体向上舒伸，继而提右脚，右胯，将右腿抬起，提右步，左腿独立；右臂向上舒直，右手指尖向上，左臂自然向下垂落，左掌掌心向右，左掌掌心垂于右膝左侧；视线平远看（正西）；意在右掌掌心。

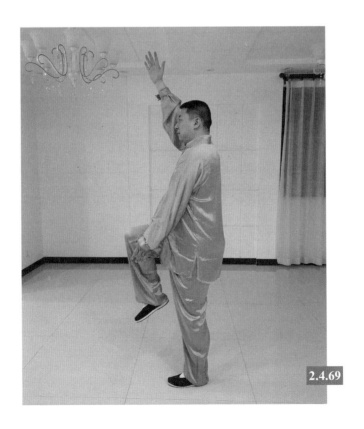

2.4.69

（七）合太极（两动）

1. 并步平臂（如图 2.4.70）：渐渐蹲身，松垂右肘同时落身，落正步，身体从正西转向正南，继而右脚以脚跟为轴扣脚尖至正南，左脚以脚尖为轴回脚跟至正南；同时，两臂各向左右两侧自然舒直、打开，左臂略低于右臂；重心集于右脚；视线看向右掌上方（正西）；意在右掌掌心。

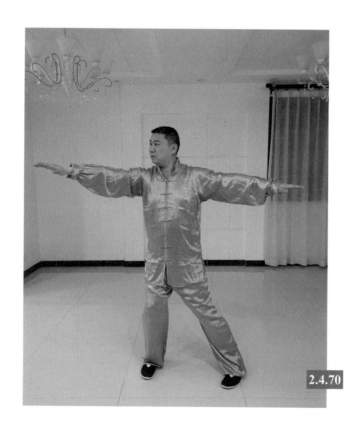

2.4.70

2. 两掌合下：两掌指尖内合于胸前，两掌掌心朝下，指尖相对，继而两肘同时松力，两掌以食指引导向里合到正前，两掌指尖相接（如图 2.4.71）；抬头，腰微松，收左脚，与右脚并齐，脚跟落平；提顶，长身，两掌分开，渐向下按，落于两股旁，掌心向下，指尖向前（吸气），呼吸调匀后，两掌指尖渐渐松下，视线先随右掌食指，两掌分开后，向正前平远看（如图 2.4.72，同图 2.4.1）。

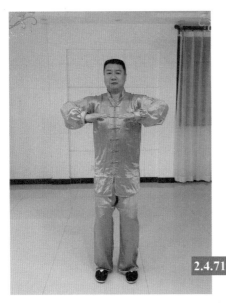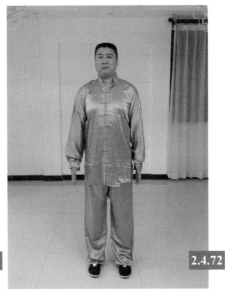

第二节　精编养生二十一式太极拳连贯动作演示

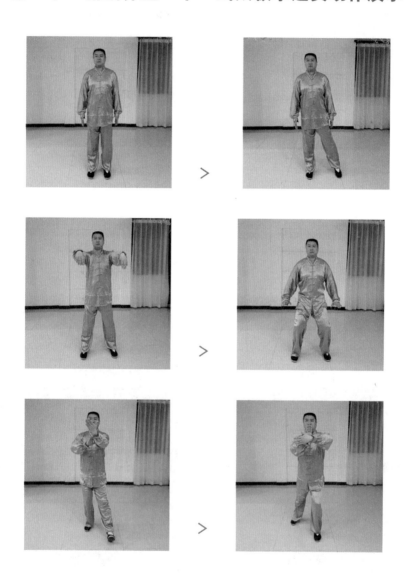

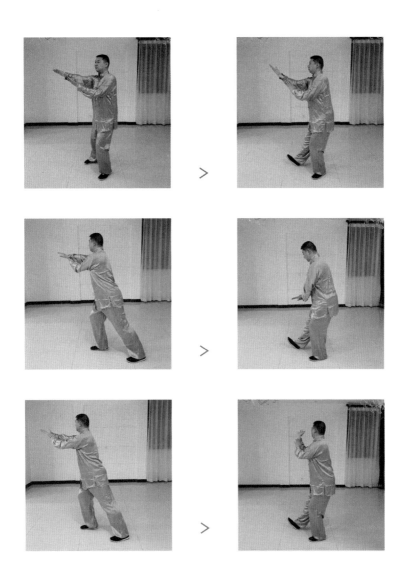

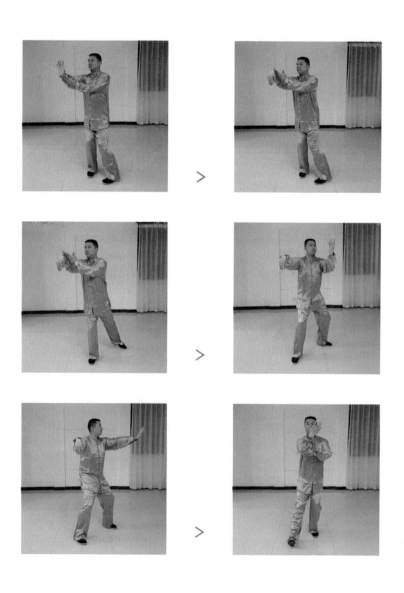

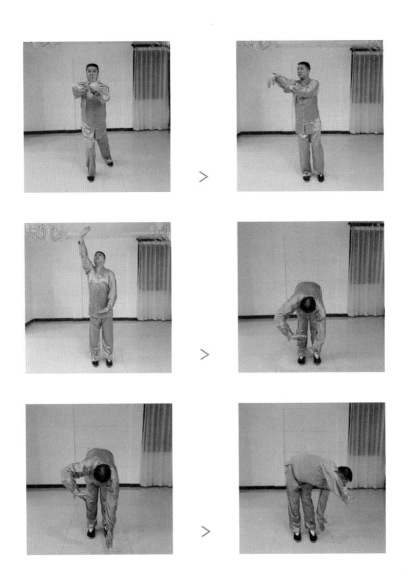

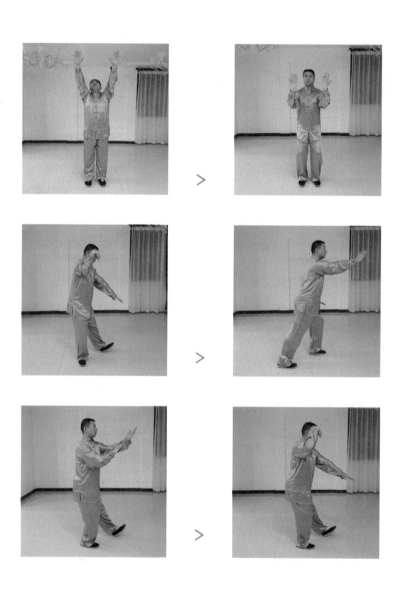

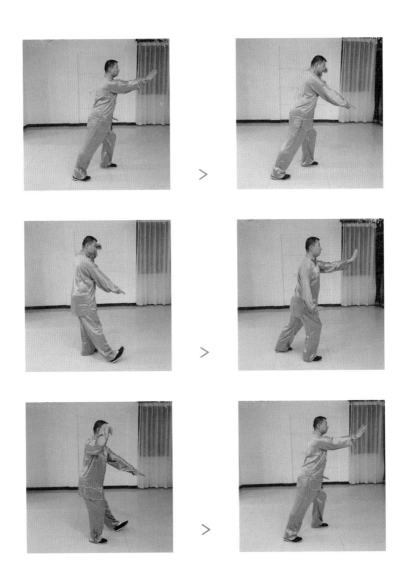

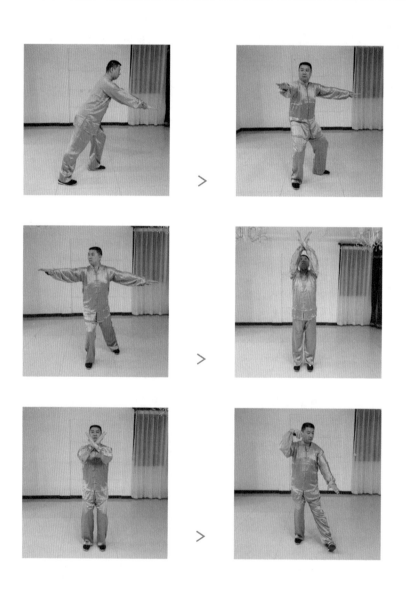

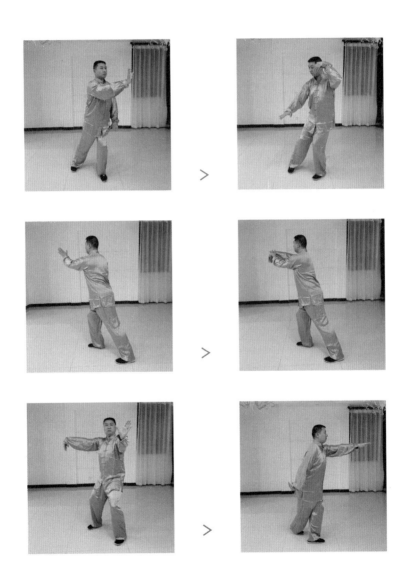

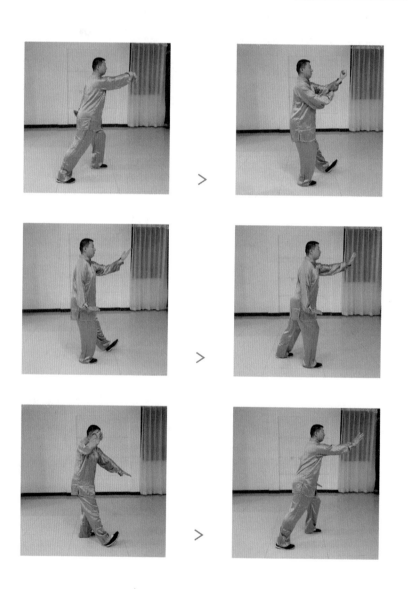

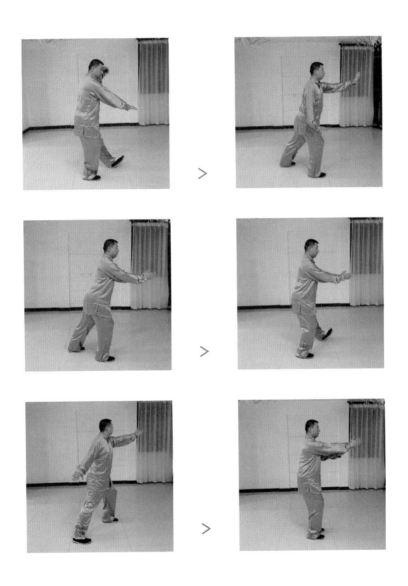

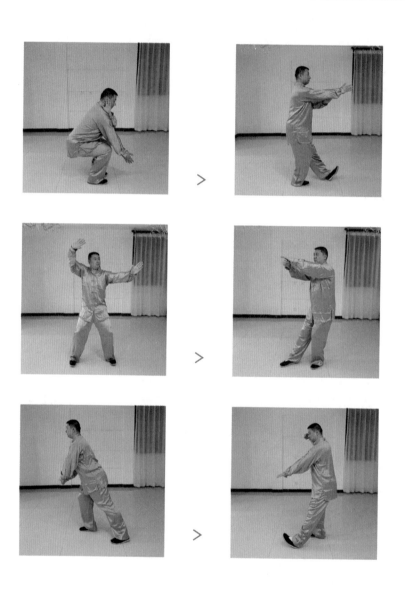

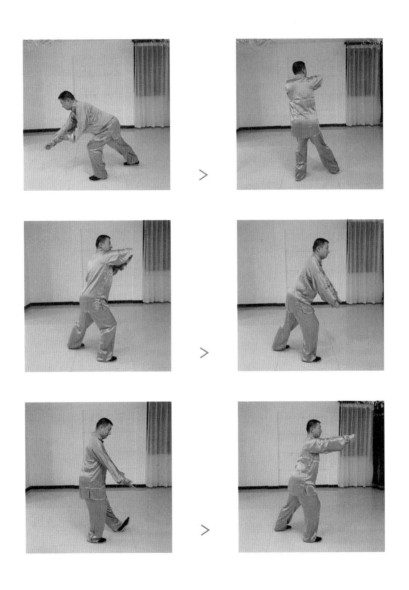

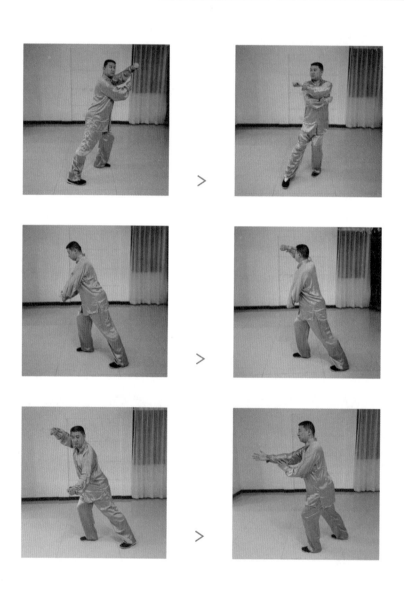

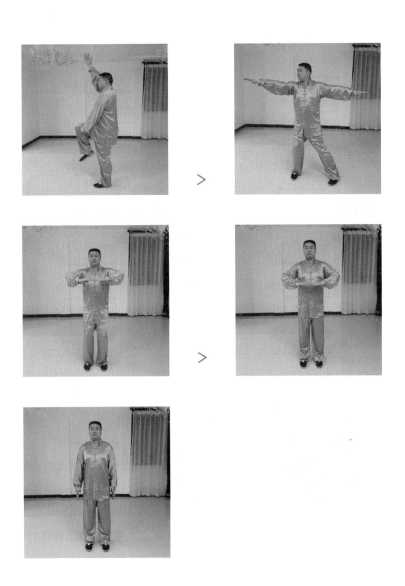

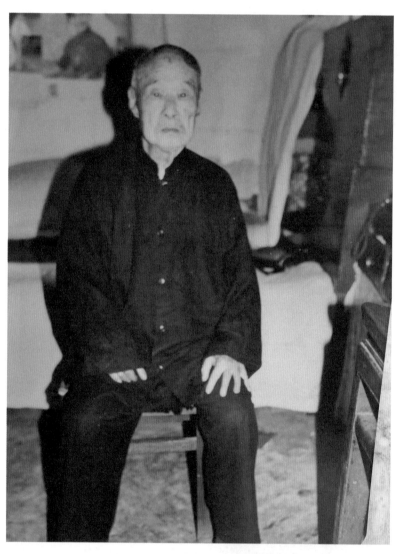

20 世纪 80 年代初，杨禹廷宗师，摄于北池子大街 69 号家中

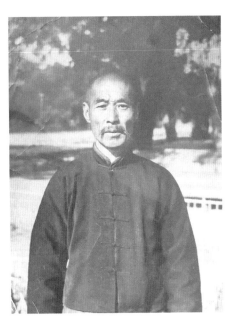

20 世纪 30 年代初期，杨禹廷宗师，摄于北平太庙

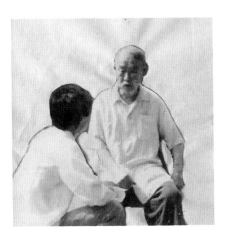

20 世纪 80 年代初，杨禹廷宗师
给其长孙杨鑫荣授拳

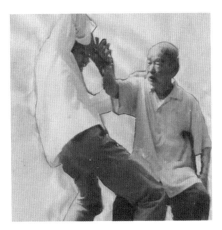

20 世纪 80 年代初，杨禹廷宗师
给其长孙杨鑫荣说手

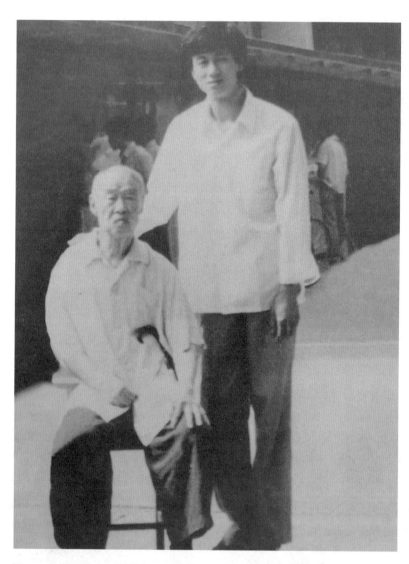

20 世纪 80 年代初，杨禹廷宗师与其长孙杨鑫荣先生，
摄于北池子大街 69 号门前

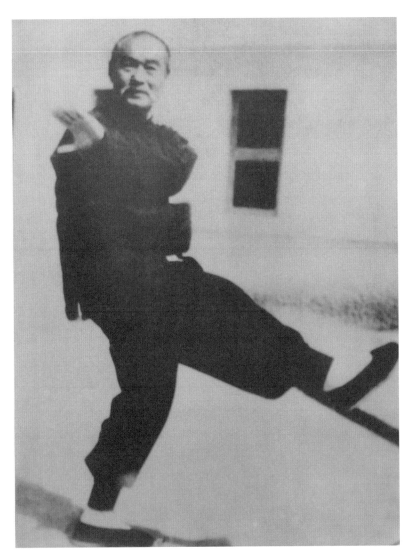

20 世纪 60 年代，杨禹廷宗师拳照，摄于中山公园

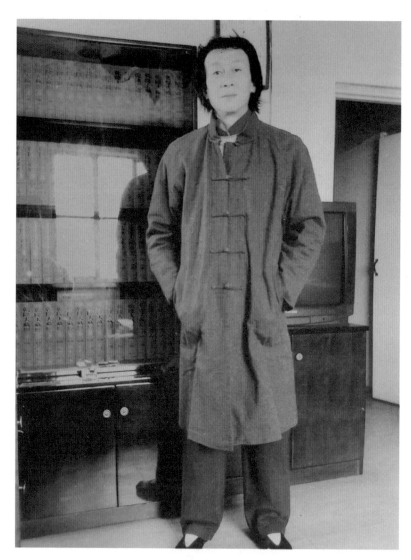

杨鑫荣先生家中照

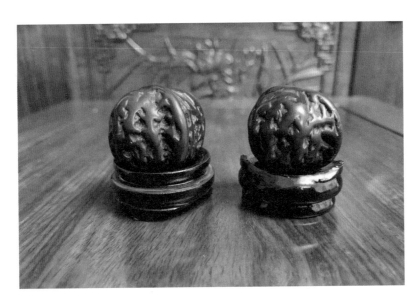

伴随杨禹廷宗师一生的核桃

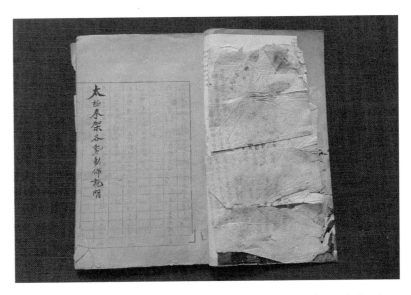

1924 年，杨禹廷宗师《太极拳架各式动作说明》手稿（1）

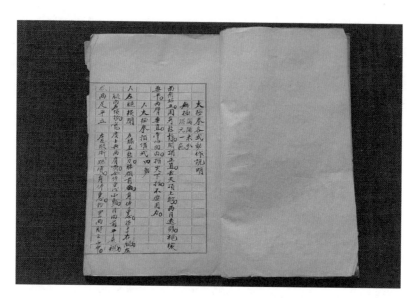

1924 年，杨禹廷宗师《太极拳架各式动作说明》手稿（2）

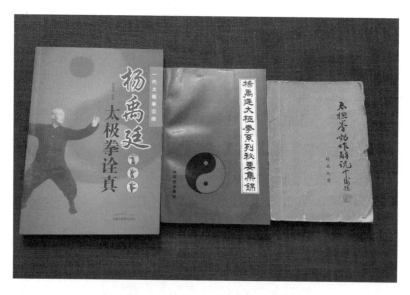

杨禹廷宗师著作及各时期相关著作

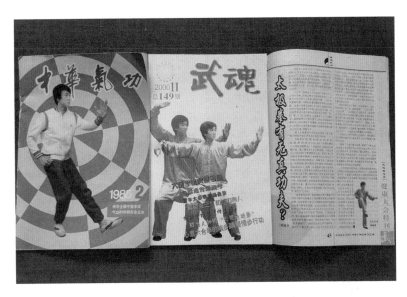

杨鑫荣先生早期杂志封面及文章

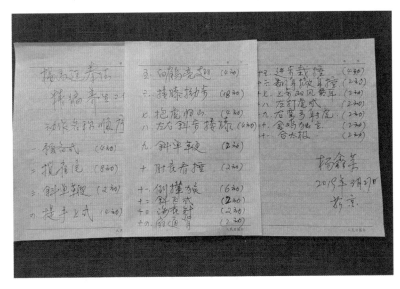

精编养生二十一式太极拳名称顺序，杨鑫荣先生手稿

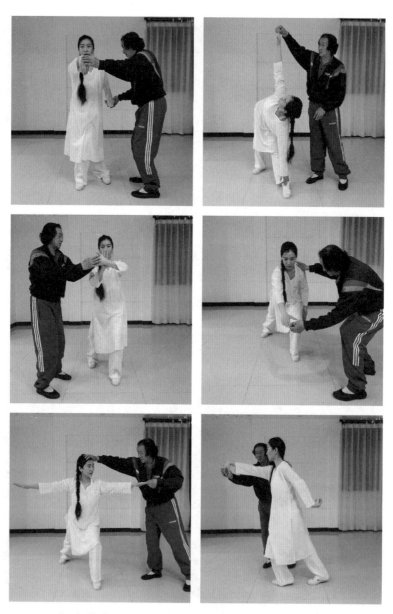

杨鑫荣先生为本书作者田艳清指导十三式动作

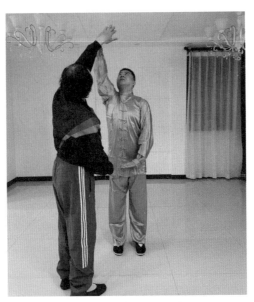

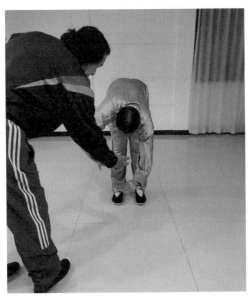

杨鑫荣先生为本书作者杨霏指导拳式

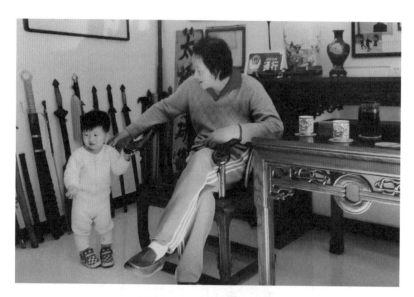

杨觉林与爷爷在家中

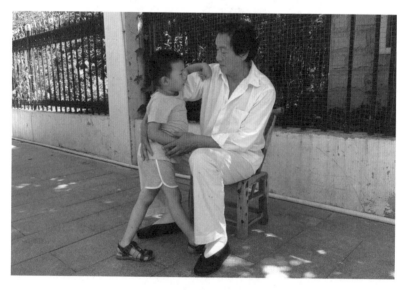

杨觉林与爷爷玩耍

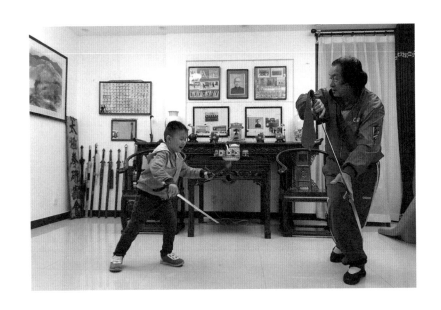

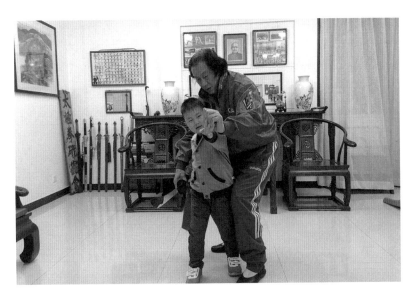

爷爷在家中给杨觉林讲拳、械（1）

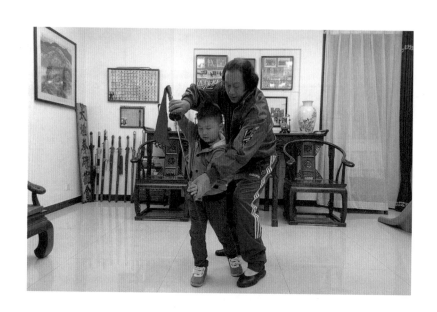

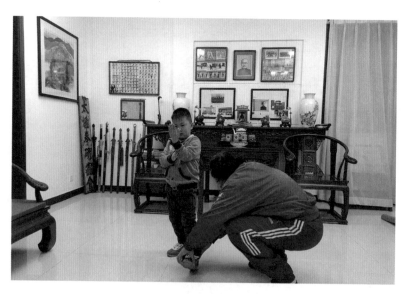

爷爷在家中给杨觉林讲拳、械（2）

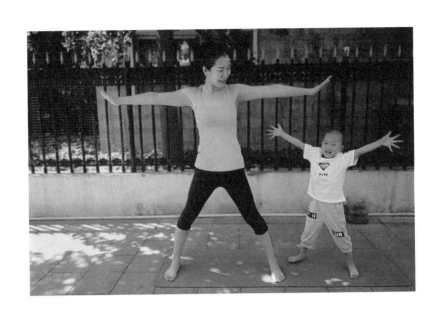

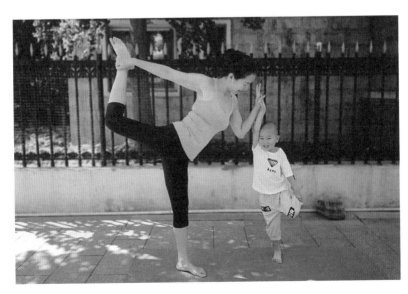

杨觉林在家中跟妈妈一起练瑜伽（1）

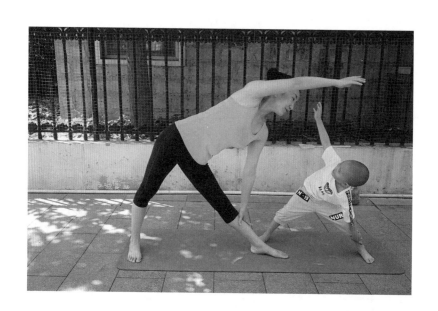

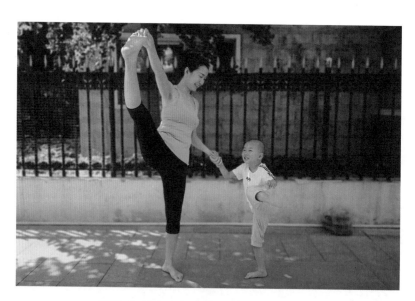

杨觉林在家中跟妈妈一起练瑜伽（2）

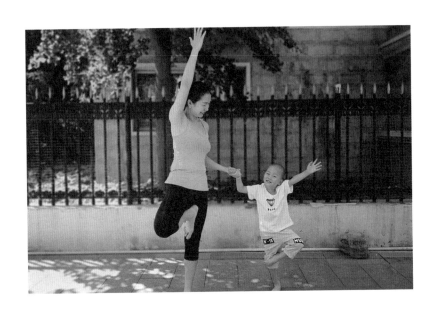

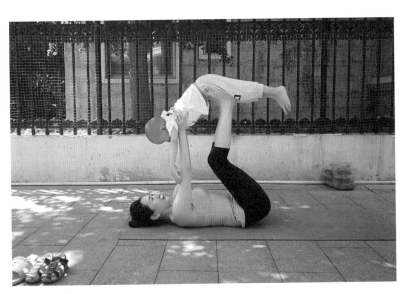

杨觉林在家中跟妈妈一起练瑜伽（3）

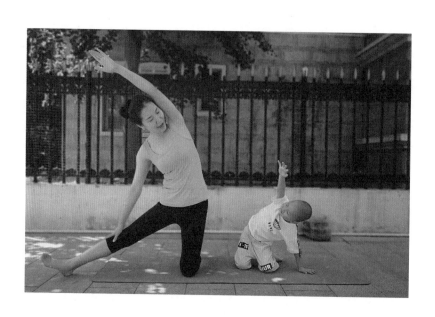

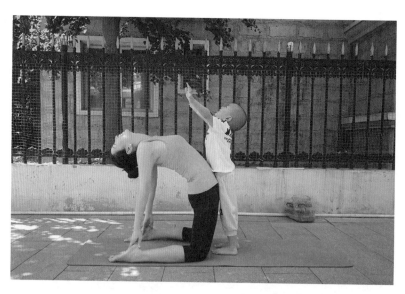

杨觉林在家中跟妈妈一起练瑜伽（4）

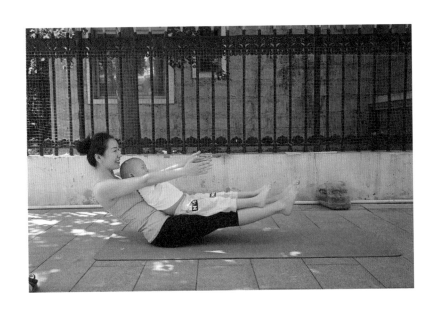

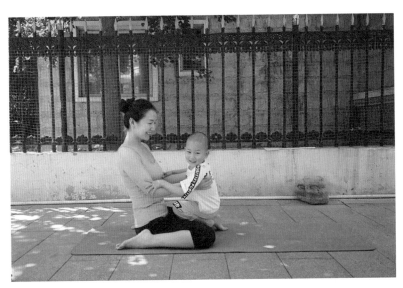

杨觉林在家中跟妈妈一起练瑜伽（5）

后记：我眼中的父亲与传承

—

"虽已记不起从何时开始，但却永远无法割舍"的太极

我叫杨霈，字少云。杨霈这个名是父母起的，而少云的字是我的"老祖儿"杨禹廷老先生亲自给起的。之所以要将名、字分开来起，是因为"老祖儿"有话，说："如果这小子今后能够继承家里的玩意儿，就叫少云。如果不干这事了，就随便叫吧。"

我出生于 1981 年，是独生子女。出身于武术世家的我，正经八百地练拳练了有三十几年，教拳也有十几年了。在这过程中，经常会被别人问到一个问题是："你是多大开始练拳的？"经常会听到别人说的一句话是："你现在练的怎么样啊？你爸身上的东西，都学会了没？"对于第一个问题，我总是说："我记不清了。"而对于第二句话，我总是说："差得远了，不行，不行。"但每当我回答完这两句话后，紧接着便会得到那句几乎完全相同的回应："你可得努力点，多练练，别把家里的玩意儿给扔喽！"

其实对于这两个问题的回答，都绝非虚话，首先就第一个问题而言，我真的记不清了，可以说，打一记事，我就知道太极拳，就知道什么叫"抱七星""揽雀尾"，什么叫阴阳、五行、十三势……就知道父亲每天都必定是要出去练拳的，知道只要父亲在家，家里就会有人来学拳，有时人多，有时人少……但却无法记清自己究竟是在哪一天、哪一刻，开始跟随父亲一起比画，玩练太极拳，开始听父亲的太极劲的。只知道比

较正式、系统的练习是开始于我小学时期。比较频繁、猛烈的听劲是始于高中时代。而对于第二个问题的回答，则更加不是一时的谦虚之言，因为就太极拳的深度与广度而言，就父亲身上所具功夫的深度与广度而言，我回答"不行"，确实是实在的。尽管如此，但也绝不必担心我会把家里的玩意儿扔了，因为对于我而言，武术，特别是太极拳，都是我与生俱来的本能属性，是早已植根于我灵魂深处、浸入骨髓、融于血液的必需品。可以这么说："太极拳就是我的空气，只要活着，就得呼吸它，接受它，这是我想断也断不开，想扔也扔不掉的！"。

二

无法磨灭的幼时记忆：厉害、警察、榜样

长大后，对于小时候的记忆，特别是幼年时期，上小学前的记忆，其实是很模糊的，但有三个词，却是深深地烙印在了我幼小的记忆中：第一词是"厉害"，直到现在，我都能够特别清晰地记起一段发生在幼儿间的对话，甚至连对话的画面都是无比清晰的。某一小朋友问："听说你爸爸特别厉害，一只手就能把人打飞？"我答："哪用得了一只手，一个小手指头就够了！"现在回想起来，我当时之所以能够说出此番话来，也绝非是小儿的信口雌黄，而是因为自小就看多了父亲给别人说拳、讲手的关系吧；第二个词是"警察"。我幼年时，我父亲在经过公安系统选拔后投身警行，成了一名刑警，因为工作原因，他那时极少着

家，就算偶尔能休息一天，也是在家里给人说拳、讲手，在很长的一个时期内，可以说，我父亲都过着那种"忙时冲锋陷阵，闲时传拳授课"的双重生活。而家里事和我，则都交给了我母亲处理、照顾；第三个词是"榜样"。从小到大，我父亲从来就没有对我进行过打骂式教育，甚至都很少对我进行说教。但在生活中，父亲却身体力行地成了我真正的榜样。我永远忘不了，深植于我幼小心灵中的一幕幕画面。通过这些琐碎的小事，我学会了应该如何去做人，去做事。可以说，父亲用"不言之教"完美替代了高大上的言辞说教，成了我心中永远的榜样。

三

本门的三期学生及特点

父亲从二十几岁起就开始公开教拳，时至今日，也算得上是桃李满天下了。如果让我区分的话，他的学生应该说可分为三期：第一期学生，因为我还未出生的原因，故而没有完全赶上，大多只是听说及存在于儿时的印象中。现在还保持联系与往来的已不太多；第二期学生，大概是在父亲45岁到60岁这个年龄阶段所教的，这个时段，也正是我狂修苦练的阶段，可以说我们是一起摸爬滚打，一起成长起来的，一夜一夜地说拳、讲手，每周都会有的聚会讲学，都发生在这个时期。整个第二期的学生中，特别出众的也就那么五六个人。现在想来，也都是可以独当一面的好手了；第三期的学生，就是父亲自60岁以后所教的学生了，这一期的学生，自己练习的过程减少了，但听的、感受到的玩意儿更加纯厚了。主要的修习方式，也从过去的"盘架"改变为"摆定式"。依我说来，这是一众走在捷径上的学生，且他们来家里所谈、所说、所讲的也不再仅仅局限于太极拳，而是扩充到范围更大的文化层面上去了。

如果说本门弟子具有什么特点的话，那么，四个字就足以概括，即"低调谦虚"。首先说"低调"。可能是父亲总说"拳是练给自己的，不是练给别人看的"的缘故，故而在本门中就出现了一个普遍现象，即低调的、隐蔽地练拳。很少有人会走出去在大众场合练习太极拳，表演太极拳，甚至有很多人已经跟随父亲练了很多年太极拳了，身边都没有几个人知道，都是默默地在背地里使劲，暗中用功。这个现象，在第二期学生中尤为突出。也正是由于这个原因，我身边的很多人（除了一起练拳的师兄弟们）经常会兴此疑问："你会练拳吗？"或"你不是不练拳吗？"而这次创编养生二十一式，真可谓是算得上突破了；其次说"谦虚"，说得好听是"谦虚"，说难听点就是"缺乏自信"，因为如果以父亲为参照物，为标准的话，没有一个弟子敢说自己的功夫"行了"，说到极致，也只能给自己一个"还行"的评价，"我不行"通常是我们发自心底的自我认知。但有意思的现象是，这帮自认为不行的学生，一个个却都是"圈内如猫，圈外似虎"的。特别在经过"本门学生遭遇众匪抢劫，瞬间激发战斗力"的事件后，纷纷激发起了大家的自信心，开始重新审视自己的实力，而最终结论是："我们还行！"

四

功夫在拳外的非典型武术大师

　　"老祖儿"曾在临终时对父亲说："今后，你第一不要从事职业武术；第二不要收入室弟子。"正是因为有此祖训，所以已将大半辈子的业余时间都用在了练拳、教拳工作上的父亲，直至今日，也没有收一个正式的入室弟子。他总跟学生们说："我们大家都是武术及太极拳的爱好者，都是凑在一起玩儿。"也许正是因为这样，父亲身上没有一丝练武者的习气，走在大街上，大多也都会被人认成是艺术家（可能是头发长的原因吧）、文化人，或者干脆就是个警察。就连见惯了江湖、武林人物的武术杂志主编和著名武术评论家，在接触过后，都评价他："不论是形象上，还是言谈上，都完全没有一个练武人的样子。"最近几年，我越发地感觉到，父亲的功夫其实并不在拳内，而在拳外，他已经完全将太极融入了生活中，融入了点滴的细微处。对于他而言，太极就是一个简单的原则，这个原则可以叫中正安舒，可以叫无过不及，或者其他什么。其实，此时这个原则叫什么都无所谓了，重要的是，能够将这个源自太极的大原则切实地贯彻、落实在生活中，才是真正意义上的功夫吧。渐渐地，身边的人都开始称父亲为大师，可父亲却从未承认过这个称谓，但对我而言，父亲就算是大师，也只能是个功夫在拳外的"非典型大师"了。

五

看似遥远，但终将要超越的高峰

多年前，曾有人问父亲："您的功夫跟您的爷爷比如何？"父亲回答："爷爷的功夫，我能够追上一半就不错了。"现在又有人问我："你的功夫，比你父亲如何？"我答："不及百分之一也。"

听到如此的回答，一定有人会感叹，那这不是一代不如一代了吗？如此下去，真正的太极拳，真正的玩意儿不就断绝了吗？其实，大可不必如此担心，因为对于太极拳的传承而言，只要还有人会练，有人知道其味，那么，太极拳的根儿就断不了。不明了太极拳的原则，不知道太极拳的训练过程，没有尝试过太极拳的味道，那就根本谈不上传承与发展，但自打你"会练拳了"的那天起，你所继承的就是最本源的太极拳，这玩意儿，这功夫，与前辈、祖宗的玩意儿、功夫一般不二。所相差的，只是玩意的纯粹度与功夫的纯厚度了。祖先的玩意儿与功夫，就好似是一座距离遥远的山峰，这距离，对于我们现在而言，还太远，太高，但最终，在我们不断的精进与努力下，必然是要将其超越的！

六

家族传承的优势：无疑、无怨、心心相印

我之所以如此自信，敢于说去超越前人，绝非是认为自己有什么过人之处，只是因我的功夫源自家传罢了。但请大家不要误会，我的意思

并不是想说自家有什么秘不外传的秘籍或功法，而是因为家传的原因，让我在心理上，具有了优于常人的先天优势，即无疑、无怨、心心相印。

众所周知，太极拳是内家拳，同时也代表着中国的传统文化，而学习中国传统文化的核心要素在于，徒弟与师父间能否真正地达到心心相印的境界，正所谓："心若远离，法自无传。"家传的最大优势在于，它能够让我从练拳的第一天起，不论遇到顺境、逆境，都对师父无所怀疑，因为师父就是亲爹，故而永远不会产生"他是否有真功夫"或"他是否有什么要诀没有教我"的想法。还有就是，自己在练习过程中遇到困境与阻碍时，都对师父无所怨憎，因为师父就是亲爹，故而永远没有"怨憎他不细心教导"的念头，只有怨恨自己的资质不佳与努力不够。如果，每位学生都能够向儿子对父亲那样无疑、无怨、心心相印的话，那么，自那一刻起，学生与儿子间便已无差别。

七

幸福的"小宝"：似曾相识的画面、传承的重现

之前，在看关于父亲的文章时，每每读到"出生在武术世家的孩子大都要'开奶锭'，就是在孩子长到四五岁时，把孩子身上所有的筋骨都疏通开。这一般都是由有功夫的老师用特殊手法，或抻或捏，由上到下，把孩子的筋骨都梳理一遍，为今后练习武术打下比较好的身体基础。我（杨鑫荣）是在4岁那年，由爷爷（杨禹廷）给我开的奶锭。这有点劳其筋骨的意思……"这段时，只是一带而过，并没有什么太多的

感触，直到今年，当我的儿子杨觉林长到四岁半时，当我看到他爷爷给他"开奶锭"的画面后，不禁对传承一词有了更深切的体会。一时间，我似乎被拉回到了几十年前，拉回到了"老祖儿"给父亲开奶锭的时刻，同样的隔辈至亲；同样的爷孙情；同样的传统与过程；同样的"大师爷爷"运用最古老、最传统的方法，把对孙子的爱与期望贯注入孙子的身躯内……这画面所展现出来的已绝非只是血脉上的传承，同时，更是精神与心灵上的传承了！

杨觉林无疑是幸福的、幸运的，在出生后的近 5 年中，他有大把的时间缠腻在爷爷、奶奶身边，每天都能够在爷爷的怀抱中感受太极劲儿，体悟太极味儿。相信此情此景，会一直伴随着他的成长而不断重复地出现在生活中。

可以说，自出生起，杨觉林就已浸泡在了浓厚的太极氛围中。刚会坐时，就开始看、听爷爷给人讲拳、说劲；刚会走时，就会粗糙地比画抱七星、揽雀尾、海底针……直到现在，他已听惯了拳论、拳理，看惯了踢、打、摔、放，练习了大部分拳式，熟识了父亲的学生们。这一切就像是个缩影，从父亲身上，我仿佛看到了老祖儿的身影，从杨觉林身上，我仿佛看到了自己。

我越发觉得，所谓的传承，并不只是贴挂满墙的祖辈照片，并不是堆积满地的刀枪剑戟、各种器械，更加不是祖上留下的房产、财富，而是在一代一代的生命延续间，所隐藏着的那种精神与信念。

从杨禹廷宗师起，到其长孙杨鑫荣，再到长重孙杨霏（字少云），再到长重重孙杨觉林，这便是传承！而这传承，不仅是血脉的，更是法脉的！愿尽自己最大的努力，将民族的瑰宝——太极拳及太极文化，将杨禹廷宗师的智慧、德行与功夫，无尽地传承下去，发扬开来！

杨少云

2019 年 3 月 29 日

瑜伽·太极
九重心要

一重恭敬方得诚；

二重清净方得存；

三重洁净方得明；

四重切近方得真；

五重精进方得深；

六重穷尽方得纯；

七重究竟方得神；

八重相应方得智；

九重合一方得仁。

重重心要无玄理，

知行合一入道门。

致谢及声明

特别鸣谢：李云德先生、刘静女士在本书出版过程中所给予的大力支持与帮助。

特别声明：《瑜伽·太极修学法要》一书及作者，由北京唯入律师事务所提供专业法律支持。

关于本书

《瑜伽·太极修学法要》一书由"瑜伽篇——清瑜伽行功十三式"和"太极篇——精编养生二十一式太极拳"两部分组成。本书将两套功法以图文并茂的形式展现出来，详细地说明了各式动作及串联过程的细节、要点，使整个练习过程清晰化、细致化、规范化。重点指出了运动过程中所应把握的原则、原理。

清瑜伽行功十三式是《清瑜伽防御术》的姊妹篇，是一种形式新颖的，以传统瑜伽体位法为基础，同时契合了太极文化，以强身健体为目的，以养生、养性与养心为主旨的体式串联练习法。在不违背传统瑜伽原则及练习方法的前提下，为广大的瑜伽爱好者，提供出一条全新的、具有中国文化特色的瑜伽修习之路。让练习者通过一套"动态体式"，同时感悟到瑜伽与太极。

杨禹廷拳法——精编养生二十一式太极拳，是经杨禹廷宗师长孙杨鑫荣先生提议，作者杨霏在父亲杨鑫荣先生的亲身指导及大力支持下创编完成的，具备血脉与法脉双重传承的新套路，与传统的"杨禹廷八十三式"太极拳同宗同源。力求于最简处，显至深法。通过精编的方式，突显出太极拳的核心内涵，以便于练习者能够更好地理解与把握。同时，希望能够给广大的太极拳爱好者，提供一个练习太极拳的规范与准则，提供一条学习太极拳的新途径。